Maja Gerber-Hess • Reto, HIV-positiv

cbt

Foto: © privat

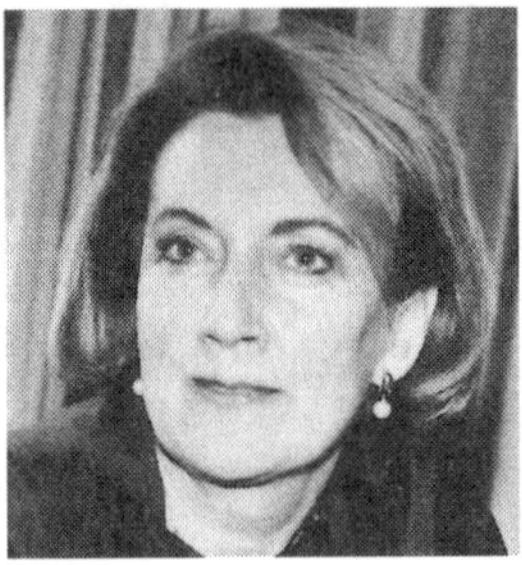

DIE AUTORIN

Maja Gerber-Hess, 1946 in Zürich geboren, besuchte das Gymnasium und machte anschließend eine Ausbildung zur Kindergärtnerin. Nach der Geburt ihrer eigenen Kinder begann sie, als Verlagslektorin und später als Bibliothekarin zu arbeiten. Neben dem Schreiben und Lesereisen in der Schweiz, Deutschland und Österreich arbeitet sie heute als Filmsachverständige im Jugendfilmwesen des Kantons Zürich, wo sie auch lebt. Seit ihre Kinder erwachsen sind, hat sie wieder mehr Freizeit, die sie mit Lesen, Bergwandern oder aber in Spanien verbringt.

»Reto, HIV-positiv. Ein Abschied« stand 1992 auf der Auswahlliste zum Schweizer Jugendbuchpreis.
Die Presse urteilte: »Ein starkes, ehrliches Buch«.

Basler Zeitung

Von Maja Gerber-Hess ist bei cbt erschienen:

Als Fabian verschwand (30242)
Zoë und Rea (20771)

Maja Gerber-Hess

Reto, HIV-positiv

Ein Abschied

cbt

cbt

Band 30247

cbt – C. Bertelsmann Taschenbuch
Der Taschenbuchverlag für Jugendliche
Verlagsgruppe Random House

FSC
Mix
Produktgruppe aus vorbildlich
bewirtschafteten Wäldern und
anderen kontrollierten Herkünften

Zert.-Nr. SGS-COC-1940
www.fsc.org

Verlagsgruppe Random House FSC-DEU-0100
Das für dieses Buch verwendete
FSC-zertifizierte Papier *Munken Print*
liefert Arctic Paper Munkedals AB, Schweden.

3. Auflage
Erstmals als cbt Taschenbuch März 2003
Gesetzt nach den Regeln der Rechtschreibreform
Genehmigte Taschenbuchausgabe

Umschlagbild: getty images, München
Umschlagkonzeption:
init.büro für gestaltung, Bielefeld
bm · Herstellung: Stefan Hansen
Satz: Uhl + Massopust, Aalen
Druck und Bindung: GGP Media GmbH, Pößneck
ISBN-10: 3-570-30247-4
ISBN-13: 978-3-570-30247-7
Printed in Germany

www.cbj-verlag.de

Der Tag heute: ein Tag wie jeder andere.

Für mich ein Jahrestag, ein Todestag, der mich aber nicht mehr traurig machen kann. Die Trauer hatte ich, als Reto schließlich starb, bereits rationenweise erlitten. Häppchenweise, würden Mama und Markus sagen.

Als ich kürzlich zwanzig wurde, legte Papa den Arm um meine Schultern. – Erwachsen bist du ja schon lange, meinte er nachdenklich. – Da brauche ich keine großen Sprüche mehr zu machen!

Papa macht schon lange keine großen Sprüche mehr.

Wir haben uns alle verändert.

Ich heiße Daniela, Daniela Bach. Seit mehr als drei Jahren wohnte ich am Apfelblütenweg in Zürich. Ehrensache, dass in jedem Vorgärtchen der rund zwanzig Reihenhäuser unserer Straße ein Apfelbaum steht. Gleich nach unserm Einzug hier hat Papa nochmals ein Loch in die Erde gebuddelt.

– Wir haben zwei davon!, meinte er befriedigt, als er sich die Hände an seiner nigelnagelneuen Gärtnerschürze sauber wischte. Damals, im Spätherbst, konnte ich mir den von Papa prophezeiten duftenden Blütensegen nicht vorstellen. Alles kam mir schrecklich öde vor, kleinbürgerlich und eng. Klar sah ich, wie hinter abschirmenden Tüllvorhängen genau registriert wurde, wer in Nummer 17 einzog. Am liebsten hätte ich den Möbelwagen zurückgeschickt. Hätte klaglos auf mein eigenes Zimmer verzichtet und mich mit meiner kleinen Schwester wieder in der alten Bude teilen wollen. Aber da war nichst mehr zu ändern. Papa hatte sich seinen Jugendtraum erfüllt. Seit ich zurückdenken kann, hat er von einem Eigenheim geträumt, am Monatsende seufzend Rechnungen zusammengezählt.

– Es reicht wieder nicht, Mama!, sagte er dann. Er nannte sie stets Mama, als hätte sie keinen Vornamen. Höchstens bei besonders feierlichen Gelegenheiten gebrauchte er ihren Namen.

Als Papa die Prokura und somit Gehaltserhöhung bekam, schwante mir Fürchterliches. Und als er eines Abends sorgfältig seine Serviette zusammenlegte und nicht wie sonst vor den Fernseher verschwand, warf mir auch Markus einen besorgten Blick zu. Selbst unser Nesthäkchen Lilian schien zu spüren, dass etwas in der Luft lag.

– Es reicht!, verkündete mein Vater. – Esther, unser Geld reicht für ein eigenes Haus!

Schon allein deshalb, weil er Mama Esther nannte, war uns allen schlagartig der Ernst der Lage klar.

Markus erklärte sogleich, dass man seinetwegen kein Eigenheim zu kaufen brauche. Er fühle sich in unserem Mietshaus sehr wohl. Und all seine Freunde würden hier wohnen, die Schule wäre gleich über der Straße und überhaupt.

Ich sagte, dass doch das Krankenhaus, wo ich nächstens als Spitalgehilfin zu arbeiten beginnen würde, von hier aus zu Fuß zu erreichen sei. Was, da ich morgens noch vor sieben dort sein musste, ein wichtiger Punkt war.

Auch Lilian betonte, sie ziehe nicht von unserer Wohnung weg. Ihr ganzes Leben lang wolle sie hier wohnen bleiben. Jetzt, wo sie sogar allein im Fahrstuhl fahren dürfe.

Papa lächelte milde über das Argument der Neunjährigen. Tätschelte ihr liebevoll auf den Scheitel.

Mama schwieg. Ich konnte sehen, wie es in ihr arbeitete. Aber eigentlich hatte ich keine Hoffnung, dass sie Papa widersprechen würde. Sie brauchte ihre Meinung auch gar nicht auszusprechen.

Weil Papa das Haus am Apfelblütenweg 17 nämlich bereits gekauft hatte. Weil er schlicht feststellte:

– Am ersten November ziehen wir um.

Weil es doch eine Überraschung werden sollte.

Und das war es ja dann auch.

Wir schwiegen verwirrt. Papa öffnete eine Weinflasche. Selbst Lilian bekam ein Schlückchen davon.

– Zur Feier des Tages, sagte Papa. – Ihr werdet sehen, es wird euch gefallen! Hin und wieder braucht es Veränderungen im Leben!

Sagte er, mein Vater, der seine Nasenspitze nie über Zürich hinaus gestreckt hatte und seit seinem Lehrabschluss in derselben Firma arbeitete.

– Wo ist denn dieser Apfelblütenweg?, fragte Mama endlich. Sie hatte bereits das ganze Weinglas geleert. Und als sie erfuhr, dass dieser ach so herrliche Apfelblütenweg am anderen Ende der Stadt lag, schenkte sie sich gleich selbst das Glas nochmals voll.

Markus brüllte mit rotem Kopf: – Ohne mich, Papa! Ich will die Schule hier beenden. Du kannst von uns nicht verlangen, dass wir alles aufgeben, bloß um *deinen* Traum zu verwirklichen!

– Immer dieses freche Maul von euch Jungen!, empörte sich Papa.

– Ich wäre in deinem Alter dankbar gewesen, hätten mir meine Eltern die Chance gegeben, in einem eigenen Haus aufwachsen zu dürfen!

Ganz klar unterstützte Mama ihren Gatten:

– Wirklich, Markus! Wo Papa uns doch eine Freude machen wollte!

Lilian begann zu heulen. Wegen Anna und Katrin, ihren Freundinnen. Und wegen Peter. Die Kleine ist dauernd verknallt, die wird noch saftig aufs Alter.

Papa versprach, sie bekäme im neuen Haus eine Katze. Vielleicht sogar einen Hund. Und prompt versiegten Lilians Tränen. Sie merkte noch nichts von der Bestechung.

– Hat meine Tochter, die immer alles besser weiß, auch noch einen Einwand vorzubringen?, wandte sich Papa mit einem ganz bestimmten Unterton in der Stimme an mich.

– Was würde der schon nützen, wenn du den Kaufvertrag bereits unterschrieben hast!, sagte ich giftig. Und den Wein trank ich nicht. Ich ging in mein Zimmer und warf mich dort aufs Bett. War todunglücklich und voller Wut.

Später kam Mama, setzte sich zu mir.

– Stell dir vor, Daniela, du wirst dein eigenes Zimmer haben! Das hast du dir doch schon immer gewünscht!, sagte sie so mit forciert froher Stimme. Und als ich keine Antwort gab, fügte sie fast entschuldigend hinzu:

– Was kann ich schon machen, Kind! Du wirst selbst sehen, wie das ist, wenn du erst mal verheiratet bist.

Ich hätte kotzen können. Diese Unterwürfigkeit, Anpasserei bis zum Es-geht-nicht-Mehr. Lieber werde ich als Single enden als als Abklatsch irgendeines Mannes auf dieser Welt!

Das war vor mehr als drei Jahren. Schon dreimal haben wir nun die Apfelbäume blühen sehen, ihren Duft, der wie eine Wolke über der Straße schwebt, eingeatmet. Abends, nach Feierabend, steht Papa wie ein Großgrundbesitzer in unserm kleinen Garten und spricht mit seinen Pflanzen. Er hat sich seinen Traum erfüllt. Doch in den vergangenen Jahren hat er diesen Traum oft und oft verflucht. Hat sich das Haar gerauft und geschrien:

– Was für ein Unglückstag, als ich den Kaufvertrag unterschrieben habe! Das alles wäre uns erspart geblieben, wären wir nicht hierher gezogen!

Ich bin schuld daran.

Ich. Oder Reto. Reto *und* ich.

Apfelblütenweg. Zürich. Klingt nach Villenviertel. Nach Wohlstand. Nach Geld. Am Anfang hatte ich fast Hemmungen, wenn ich irgendwo meine neue Adresse angeben musste. Aber als Papa mit uns erstmals voller Besitzerstolz zum Apfelblütenweg fuhr, schluckte ich vorerst ein paar Mal leer: zwei parallel verlaufende Häuserzeilen, schäbige Backsteinhäuser, die aneinander klebten.

Papas Traum ...

Lilian sperrte die Augen auf und sah sich um.

– Wo ist denn jetzt bloß unser Haus?, quengelte sie.

– Na da!, sagte Markus grimmig und zeigte auf eine graue Hausschnitte. Nummer 17.

– Wie lustig, meinte Mama, – wo unsere Daniela gerade 17 ist!

Doch ihre Stimme klang ganz und gar nicht froh.

– Das werden wir alles mal frisch streichen, den Garten ein wenig aufmöbeln, einen Gartentisch vors Haus stellen. Was meinst du, Mama?, fragte Papa.

– O ja!, sagte Mama.

– Die alten Leutchen, die hier wohnten, haben alles etwas verwildern lassen, erklärte Papa. – Lasst mich nur machen! Ich bringe das wieder in Schuss!

Niemand zweifelte daran. Und ein kleines bisschen freuten wir uns mit Papa, als er mit strahlendem Gesicht den Hausschlüssel, *seinen* Hausschlüssel, hervorkramte und die Tür zu unserm neuen Heim aufschloss.

Mit unserer modernen Wohnung war das Haus wirklich nicht zu vergleichen. Mama sah sich ratlos um. Auch in der Küche war alles zusammengestückelt, alt. Keine praktische Einbauküche.

– Einen Geschirrspüler hat's wohl nicht?, fragte sie hoffnungslos.

– Werden wir uns alles später anschaffen, Mama!, versprach Papa gut gelaunt.

Wir merkten bald, dass dies Papas Wahlspruch war: Alles würde irgendwann später angeschafft werden. Wenn er nochmals Gehaltserhöhung bekommen würde. Und schließlich hatte Mama ja Zeit für den Haushalt.

– Wo sind denn die alten Leutchen, die hier gewohnt haben, hingekommen?, fragte Markus vorsichtig. Er war bis dahin erstaunlich ruhig gewesen, ein schlechtes Zeichen für meinen 15-jährigen Bruder mit seiner großen Klappe.

– Kurz nacheinander gestorben, erklärte Papa. – Zum Glück, muss ich fast sagen!, fügte er lachend hinzu.

– Ich will nicht in dem Zimmer schlafen, in dem sie gestorben sind!, jammerte Lilian. Und Mama, die schrecklich abergläubisch ist, murmelte: – Hoffentlich ist das kein schlechtes Omen!

Markus sah sich zornig um: – Sobald ich volljährig bin, ziehe ich hier aus!, verkündete er. Was Papa überhörte, weil er beglückt aus dem Fenster schaute.

– Nun seht euch diese saubere kleine Straße an! Die hübschen Gärten! Wartet's ab, bis hier alles blüht! Und dort unten die Bäckerei, das Lebensmittelgeschäft. Endlich mal wieder echtes Leben, nichts von diesen unmenschlichen Einkaufscentern!

– Jaja, sagte Mama.

– Du hast Recht, sagte Mama.

– Wir werden uns schon einleben, sagte Mama.

Wir lebten uns ein. Lilian recht schnell. Sie ging damals in die dritte Klasse und fand, wie das so ihre Art ist, blitzartig Freundinnen. Und am zweiten Tag war sie bereits wieder verknallt. Peter war vergessen. Der Neue hieß Andi und streunte bald mit seinem Fahrrad durch den Apfelblütenweg.

Markus bekam ein Mofa. Das hatte er sich schon lange gewünscht. Und nun, wo das Schulhaus so weit entfernt war, fand Papa, dies sei zu verantworten. Während der ersten Wochen kurvte Markus fast täglich durch die ganze Stadt und traf sich mit seinen alten Kollegen. Dann aber schaffte er sich in unserm Quartier einen neuen Freundeskreis.

Ich tat mich schwer. Nach Abschluss der Schulzeit hatten wir uns in alle Himmelsrichtungen verstreut. Meine liebste Freundin war weggezogen und während meines Aufenthaltes in Genf – ein ganzes Jahr lang war ich dort – hatte ich den Kontakt mit meinen Schulkameradinnen fast ganz verloren. Nun war ich ja auch ganztags fort, weil ich im Krankenhaus zu arbeiten begonnen hatte. Das war nach meinem Jahr in Genf ohnehin eine gewaltige Umstellung. Alles war neu: die Arbeit. Das Haus. Das Quartier. Die Gefühle in mir. Abends war ich von der ungewohnten Arbeit so kaputt, dass ich mich nicht bemühte, Nachbarn kennen zu lernen. Aber Mama bemühte sich darum. Nach einem Monat hatte sie die ganze Straße im Griff. Wusste, wer wo und mit wie vielen

Kindern lebte und welchen Beruf der Vater ausübte. Das hörte sie in der Bäckerei, in der chemischen Reinigung oder auf der Post. Was dort erzählt wurde, fand ihre offenen Ohren. Das war so etwas wie ihr Fernsehprogramm, nehme ich an. Beim Nachtessen erzählte sie uns davon: – Frau X tut dies und Herr Y das. Und jetzt stellt euch bloß mal vor, Frau Z hat gesagt ... – Ganz groß war sie. Und Papa schmunzelte zufrieden und sah triumphierend in die Runde.

– Na, wie haben wir das hingekriegt?, fragte er dann. – Eure Stänkerei hat sich in Luft aufgelöst, was! Nun könnt ihr selbst sehen, dass unser Umzug richtig war.

Maler strichen die Wände frisch. Spannteppiche wurden verlegt. Lilian bekam ihre Katze, Markus Meerschweinchen.

Manchmal traute ich Papas Fröhlichkeit jedoch nicht so ganz. Allzu oft saß er stirnrunzelnd hinter Rechnungen, tippte Zahlen in den kleinen Computer und seufzte tief.

– Der Geschirrspüler muss noch warten, sagte er dann vielleicht. Oder: – Wo fließt bloß all das Geld hin, Mama? Fleisch brauchen wir nicht jeden Tag. Vegetarisch ist auch gesünder.

Wo Mama doch kaum noch Fleisch auf den Tisch brachte. Socken hinten und vorn stopfte. Allfällige Kleiderwünsche in die Unendlichkeit verschob. Weil ja ›alles irgendwann später angeschafft werden konnte‹, Papas Wahlspruch. Sie stand wieder endlos hinter Geschirrbergen. Aus der Traum von Geschirrspüler, neuem Bügeleisen, Tumbler, Mikrowellengrill. Aber eben, weil Papa sagte: Sie hatte ja Zeit für den Haushaltskram ...

– Wie stellst du dir das vor!, rief sie empört, als ich ihr vorschlug, sich einen Job zu suchen. – Papa kommt doch jetzt fürs Mittagessen nach Hause. Da muss ich für ihn kochen!

Papa profitierte natürlich am meisten durch den Umzug.

Dafür nahm er auch Einschränkungen finanzieller Art in Kauf, wie er immer wieder betonte. Er konnte später aufstehen, weil sein Geschäft bloß vier Busstationen vom Apfelblütenweg entfernt war. Und die Zeit reichte deshalb auch, um über Mittag ins Eigenheim zurückzukehren. Wo Mutter ihm pünktlich eine warme Mahlzeit servierte, ihm, Markus und Lilian. Ich aber stopfte am anderen Ende der Stadt ein fades Krankenhausmenü in mich hinein.

– Nun stell dich nicht so!, meinte Papa. – Wenn du wirklich Krankenschwester werden willst, tust du gut daran, dich früh genug an Unannehmlichkeiten zu gewöhnen!

Als dann aber im Frühling tatsächlich betörende Blütendüfte aus den Gärten stiegen, als die Abende länger und wärmer wurden, als man mal mit Nachbarn über den Zaun ein paar Worte wechselte oder sich im übernächsten Haus den Rasenmäher ausborgen musste, als ich – falls ich Spätschicht hatte – morgens für Mama Einkäufe in den nahen Geschäften machte, da lernte ich sie kennen, die Leute vom Apfelblütenweg. Und manchmal dachte ich bereits, dass die ganze Sache mit dem Umzug eigentlich gar nicht so schlimm war. In unserer früheren Mietskaserne kannten wir kaum die Bewohner der anderen Etagen. Im Supermarkt saßen stets wechselnde Kassiererinnen hinter den Kassen, die keine Neuigkeiten zu berichten wussten. Und schon gar keine Zeit dazu fanden. Hier aber wusste jeder alles vom andern. Mama wusste sogar, welche Nachthemden Frau Amsler trug, weil sich diese an schönen Tagen im Vorgarten an der Wäscheleine blähten. Selbstverständlich verbreitete sich auch die Nachricht über Zubers neues Auto in Windeseile. Und dass Geigers Beat mit Bausch und Bogen durch seine Gymiprüfung gefallen war, wusste aus unerfindlichen Quellen innert Stunden die ganze Straße. Wenn ich zum Bus trabte, rief mir Herr Steiger nach: – Mach's gut im Krankenhaus, Daniela!

Es gab Tage, da nervte mich das Getratsche enorm. Doch es gab auch Tage, da kam's mir vor, als lebten wir Bewohner vom Apfelblütenweg wie in einer Großfamilie.

Monatelang hatte man uns ›Neuen‹ aber solidarisch das verschwiegen, was offenbar Zündstoff für unsere friedliche Straße war: Reto, der Sohn von Seilers, die sich so selten blicken ließen, steckte in einer Therapie.

Drogenentzug.

Drogen.

Das gab's doch ganz einfach nicht in einem ordentlichen Quartier!

Ich weiß noch, wie Mama bei Tisch davon erzählte, mit vor Aufregung rot geflecktem Gesicht.

– Da denkt man, in geordneten Verhältnissen zu leben, und dabei wohnt man mit Drogensüchtigen fast Tür an Tür!

Aber Papa runzelte die Stirn:

– Nirgendwo hat man Ruhe vor diesem Pack! Hoffentlich kehrt dieser Reto nicht an den Apfelblütenweg zurück!

Aber genau das war Mamas Problem. Davon hatte man ihr in der Bäckerei erzählt: Reto, mittlerweile 21, komme in den nächsten Tagen nach Hause. Da sei nichts mehr sicher, wenn der wieder an der Straße wohne. Die würden doch alle wieder rückfällig. Eine Schweinerei sei es, mit Süchtigen Haus an Haus leben zu müssen, habe Frau Zeindler gemeint.

Markus brauste auf:

– Wenn dieser Reto einen Entzug hinter sich hat, will er ja offenbar clean werden und bleiben. Gebt ihm doch wenigstens eine Chance! Mit euren Vorurteilen treibt ihr ihn erst recht in die Szene zurück!

Unser Lilianchen, das glückliche Kind, gab auch noch seinen Senf dazu:

– Wie das wohl sein mag, so platschvoller Drogen?

Papa richtete sich in seiner ganzen Größe – und die ist beträchtlich – auf und knallte die Faust auf den Tisch.

– Das will ich schon gar nicht gehört haben, eine so saudumme Bemerkung aus deinem Mund! Und dass ihr's gleich wisst. Mit diesem Reto Seiler wird nicht verkehrt. Von einem Fixer will ich nichts wissen!

Lilian war's nicht gewohnt, von Papa so hart angefahren zu werden. Sie ist sein Liebling, sein Sonnenschein. Was sich Lilian mit Engelsstimmchen von Papa erbittet, das bekommt sie auch. Mit riesigen Veilchenaugen pflegt sie ihn anzuhimmeln und ihre Locken zu schütteln, bis Papas allfälliger Widerstand schmilzt.

Markus und ich wechselten einen Blick, als Papa nun erstmals seine Stimme auf seinen kleinen Liebling niederdonnern ließ. Und der kleine Liebling brach auch prompt in Tränen aus und stimmte Papa sogleich wieder milde.

Reto Seiler. Ich war neugierig auf ihn. Wenn ich nun durch den Apfelblütenweg ging, schaute ich mir Seilers Haus genauer an. Dass da ein Fensterladen stets geschlossen blieb, war mir längst aufgefallen. Jetzt ahnte ich, wessen Zimmer dahinter lag. Herrn und Frau Seiler grüßte ich besonders freundlich, wenn ich sie traf. Da gab's noch einen Urs Seiler, er mochte aber bereits Mitte zwanzig sein. Trotzdem wagte ich ›Hallo, Urs!‹, zu sagen, wenn ich ihm begegnete. Und er winkte fröhlich ›Hallo, Daniela!‹, zurück. Jeder kannte doch jeden an unserer Straße. Es brauchte keine formellen Vorstellungen.

Wenn Mama nun Neuigkeiten über Reto Seiler vom Einkaufen zurückbrachte, winkte Papa energisch ab.

– Von dem will ich nichts wissen!

Fast drohend pflegte er Mama anzublicken und dann in Richtung von uns Kindern zu deuten. So quasi: Denk doch an unsere reinen Kinder. Erzähl denen nichts vom Abschaum unserer Gesellschaft!

Ach, Papa! So gerne hätte er uns zwar lebenstüchtig erzogen, gleichzeitig aber vor sämtlichen schädigenden Einflüssen der großen bösen Welt beschützt.

Eines Tages im Frühsommer, als ich morgens nach sechs noch schlaftrunken durch den Apfelblütenweg zur Bushaltestelle trottete, standen die bisher verschlossenen Fensterläden bei Seilers Haus sperrangelweit offen. Und im Vorbeigehen erhaschte ich flüchtig ein schmales Jungengesicht, einen wuscheligen Haarschopf und lange, dünne Arme.

Ein Fremder. In all den Monaten noch nie gesehen am Apfelblütenweg. Aber ich wusste, wer er war.

Als ob's erst gestern gewesen wäre, sehe ich's vor mir: ein heißer Sommerabend, gewitterverdächtig, schwül. Ich stehe in der überfüllten Straßenbahn, fahre nach der Arbeit nach Hause. In meinem Kopf wirbeln die Gesichter der Patienten durcheinander. Noch immer begleiten mich Unsicherheit oder sogar Angst in den Feierabend. Habe ich Frau Brüngers Trinkmenge auf der Tabelle notiert? Da sie nierenkrank ist, muss jeder Tropfen Flüssigkeit aufgeschrieben werden. Habe ich Anita Neidharts Tee wirklich nicht mit Zucker gesüßt? Als Zuckerkranke darf sie nur künstlichen Süßstoff zu sich nehmen. Habe ich die Wanne mit den eingelegten Instrumenten gereinigt und neu aufgefüllt oder ging dies im Gestürm vergessen? Und die Urinproben? Stehen sie noch im Ausguss statt im Labor? Hundert kleine Hilfereichungen täglich. Ungezählte Botengänge. Antworten auf Fragen. Viel zu wenig Zeit für das, was am wichtigsten wäre: den Patienten. Den Menschen.

Es riecht nach Schweiß in der Straßenbahn, und wenn bei einer Haltestelle die automatischen Türen aufgehen, strömen zusätzlich Schwaden von Abgasen herein.

Plötzlich glaube ich einen Blick auf mir zu spüren, so stark, dass ich meine, ihn mit der Hand wegwischen zu können. Ich hebe den Kopf, schaue mich um, begegne einem dunklen Augenpaar. Reto.

Ein paar Mal haben wir uns in den vergangenen Tagen auf der Straße gesehen, haben einander kurz und verlegen gegrüßt.

Einmal hatte mich Papa vom Vorgarten aus beobachtet.

– Verfalle bei dem ja nicht auf deinen sozialen Tick!, hatte er mich sogleich gewarnt. – Drogensüchtigen ist nicht zu helfen, das weißt du wohl selbst!

– Papa, er war auf Entzug!, sagte ich gereizt. – Du kannst ihn doch nicht für den Rest seines Lebens an diesem Ausrutscher aufhängen! Immerhin beendet er jetzt seine Zeichnerlehre!

– Mit 21 ist der Herr im zweiten Lehrjahr!, höhnte Papa. – Andere verdienen in diesem Alter bereits eine Stange Geld.

– Scheiße!, schrie Markus. Bis dahin hatte er stumm am Gartentisch gesessen.

Papas Gesicht lief feuerrot an. Mama, die die Sturmzeichen wohl bis in die Küche hinein gespürt hatte, erschien unter der Tür.

– Wer will denn jetzt streiten!, rief sie munter. – An einem so sonnigen Tag! Schau mal, Papa, wie schön der Rittersporn blüht!

Mamas Rezept für drohende Auseinandersetzungen war die Ablenkung. Nur keinen Streit! Und schon gar nicht im Freien, wo uns die Nachbarn hören konnten. Im Laufe der Jahre hat sie sich Erfahrungsrezepte im Verhindern von Streit gesammelt, wie andere Kochrezepte sammeln. Papa war an und für sich einfach abzulenken. Wann immer er verärgert war, machte Mama ihn auf unsern schönen Garten aufmerksam. Und falls es draußen grau und kalt war, die Fensterläden fest verriegelt blieben, kam ganz sicher am Fernseher ein Sportprogramm oder eine politische Sendung.

– Damit hole ich mir die Welt ins Haus, pflegte Papa gemütlich zu sagen, wenn er sich mit einem Bier vor den Fernseher hockte.

Mit ihrem Rittersporn hatte Mama damals keinen Erfolg. Papa brüllte wie ein Stier. Wer immer sich am Apfelblütenweg dafür interessierte, bekam an diesem Tag mit, dass uns Geschwistern Bach jeglicher Kontakt mit diesem ›Drögeler‹ untersagt war. Mama stand unter der Tür und machte ›scht-scht Bruno!‹. In Fällen wie diesem erinnerte sie sich jeweils seines Vornamens. Markus' Zornader schwoll an und es war zu befürchten, dass unser friedliches Quartier bald Zeuge eines fürchterlichen Streites werden würde. Da tauchte wahrhaftig ein Engelchen auf: Lilian brauste mit dem Fahrrad um die Kurve, mit fliegendem Haar und einem fröhlichen Jauchzer – und donnerte in unser Gartentor.

Ich bin mir fast sicher, dass Mama froh war über Lilians blutendes Knie, das sogleich alle Aufmerksamkeit auf sich zog. Frau Geiger eilte mit Heftpflaster herbei, als hätte sie in ihrem Garten auf Lilians Sturz gewartet.

– Da seht ihr's!, sagte Papa noch zu uns, bevor er mit Lilian im Haus verschwand. Als wären Markus und ich an ihrem Sturz schuldig. Oder Reto Seiler.

Seine fast schwarzen, glänzenden Augen. Sein schmales Gesicht. Schlaksige Beine in hautengen Jeans. Kaum drei Meter voneinander entfernt stehen wir in der Straßenbahn. Weit weg vom Apfelblütenweg, von meinem Vater ... Ich dränge mich an den andern vorbei, stelle mich neben ihn und sage ›Hallo!‹.

Immer noch stumm steigen wir zusammen aus, warten auf den Bus, der uns zum Apfelblütenweg fahren soll.

– Du bist Daniela Bach, nicht wahr?, fragt Reto einmal.

Und dann wieder Schweigen. Später, als wir im Bus nebeneinander sitzen, sagt er bitter:

– Ich nehme an, du sollst nicht mit mir sprechen.

Und was tut Daniela Bach, was? Sie greift wortlos nach seiner Hand und behält sie in der ihren, als wären sie befreundet. Und zwei Haltestellen vor dem Apfelblütenweg steigen Reto und sie aus und setzen sich ins Café Sombra.

Reto, ein Mensch wie ich, jung wie ich. Aber wie er erzählt, ist's mir, als hätte er bereits ein Leben hinter sich, ein Leben – grauenvoller geht's nicht mehr. Mit 16, kaum älter als Markus ist (und plötzlich kann ich Papas Angst besser begreifen), erster Kontakt mit Drogen im Jugendhaus. Ein Hineinrutschen in Kreise von Mädchen und Burschen, die dem jungen, unsicheren Reto imponieren. Dazugehören möchte er. Ernst genommen werden möchte er. Einen Halt finden möchte er und merkt nicht, dass die Bewunderten ihren einzigen Halt in Drogen finden.

Während des ersten Lehrjahres setzt er sich den ersten Schuss. Zuerst bleibt's beim Wochenendfixen, bald aber packt ihn die Sucht voll und ganz. Immer öfters fehlt er im Lehrbetrieb, in der Berufsschule. Diebstähle in Warenhäusern. Auch im Elternhaus lässt er einiges verschwinden und setzt es in Geld um, das Geld in Heroin. Und wenn's ganz schlimm ist, geht er auf den Strich. Drückt sich im Shopville herum, in Pissoirs. So, auf die Schnelle, kommt er zu Geld. Und Geld braucht er in Massen. Der Platzspitz wird vorübergehend sein Zuhause. In letzter Verzweiflung kehrt er schließlich heim, mager, krank an Leib und Seele. Die Eltern bringen ihn zum Entzug ins Krankenhaus. Knapp einen Monat später hat er das Glück, einen Therapieplatz für Drogenentzug zu finden. Zwei Schritte aufwärts, zwei zurück. Drei Schritte aufwärts, zwei zurück. Ganz, ganz langsam geht's besser. Mit wahnsinniger Willensanstrengung hält er durch.

– Jetzt bin ich seit 15 Monaten sauber, Daniela, erzählt er im Café Sombra stolz.

Was hatte Papa damals gesagt? ›Verfalle nicht auf deinen sozialen Tick!‹

Doch in mir fließt bereits ein warmer Strom von Hilfsbereitschaft. Ich *will* diesen Menschen begleiten. Wenigstens einer soll ihn grüßen, mit ihm sprechen, ihm zuhören.

Die erste Feuerprobe erwartet mich am selben Abend. Es ist noch hell, wie wir beim Apfelblütenweg ankommen. Kein schützendes Dunkel bewahrt uns vor neugierigen Blicken. Herr Zuber wäscht sein Auto. Frau Amsler stellt eben eine Wähe zum Auskühlen aufs Fenstersims. Da und dort bewegten sich Tüllvorhänge. Rosigrot versteckt sich endlich die Sonne hinter bleifarbenen Wolken. Aber man hat uns längst bemerkt.

Vor Seilers Haus bleibe ich mit Reto stehen. Frau Seiler tritt unter die Tür, schaut mich überrascht an. Sie grüßt mich, verlegen und gehemmt.

– Bis morgen?, fragt Reto.

– Bis morgen!, antworte ich.

Allein gehe ich bis zur Nummer 17 weiter. Die Luft ist scharf und klar, als hätte ein Gewitter sie gereinigt. Ich rechne mir aus, wann die Nachricht, dass ich mit Reto Seiler gesehen wurde, meine Eltern erreichen wird. Heute vermutlich nicht mehr.

Aber morgen. Morgen so sicher, wie es wieder hell werden wird.

Ich war immer die Erste, die morgens das Haus verlassen musste. Mein Weg zum Krankenhaus war lang. Fast täglich stand ich um halb sechs in der Früh auf und eilte um ein Viertel nach zur Bushaltestelle.

So hatte ich damals vor der großen ›Aussprache‹ immerhin noch einen ganzen Tag Zeit, um mir Antworten auf allfällige Vorwürfe zu überlegen. Ich legte mir Argumente zurecht. Schwor mir ruhig zu bleiben, mich nicht mitreißen zu lassen von Papas zu erwartendem Gebrüll. Mit Verständnis würde ich sicherlich mehr erreichen als mit Aggression.

Wohl war mir nicht. Ich ließ mir Zeit auf dem Heimweg. Wartete beim Umsteigen von der Straßenbahn auf den Bus sogar noch ab, ob Reto vielleicht kommen würde. ›Bis morgen?‹, hatte er doch gefragt. Aber er kam nicht. Na ja, dann bummelte ich nach Hause. War auf einiges gefasst.

Papa und Mama saßen in der Stube. Markus hockte hinter dem Tisch und blätterte in einer Zeitung. Lilian warf mir einen schnellen Blick zu. Mein ›Hallo‹ wurde erwidert. Aber danach blieb's still. Mama war über eine Häkelarbeit geneigt. Ganz groß ist sie im Häkeln. Zarte Filigranwerke schafft sie, entwirft immer wieder neue Muster, Luftmaschen, Stäbchenmaschen … ich weiß nicht, wie viele Kilometer Garn sie im Laufe ihres Lebens verhäkelt hat. Nur: es entstehen unter ihren geschickten Händen fast ausschließlich Spitzenkragen. In meinem Schrank stapeln sie sich. Zu jedem Pullover, jedem Kleid häkelt Mama Spitzenkragen, näht Druckknöpfe daran, damit man sie auswechseln kann. Wann immer ihr Blick auf uns Mädchen verweilt, hellt er sich auf:

– Nimm dir ein Spitzenkrägelchen, Daniela! Das frischt so hübsch auf. Du bist so blass, Lilian, befestige dir doch ein Krägelchen auf diesem grauen Pullover!

Sie waren damals alle schneeweiß, ihre Krägelchen. Nie war's ein knalliges Rot oder ein scharfes Türkis. Alle ›klassisch weiß‹, wie Mama das nannte.

Diese Stille also. Wie in einem Museum. Und Mama stand nicht wie sonst auf und holte mir den Teller in der Küche, auf dem sie mir jeweils das Essen warm hielt. Stumm häkelte sie drauflos.

Papa starrte sich ein Loch in die Luft, während Markus offenbar zutiefst von seiner Lektüre gefesselt war. Und Lilian zerquetschte schier die Katze in ihren Armen, so heftig presste sie das arme Vieh an sich.

Das unausgesprochene Wort hat mehr Macht als das gesprochene. Mir war schrecklich unbehaglich zu Mute. In kleinen, kalten Wellen schwappte die Stille gegen die Wände.

Ich murmelte, dass ich mir mein Essen holen würde. Mein Teller stand bereit und ich musste gegen die Versuchung kämpfen, meine Mahlzeit in der Küche hinunterzuschlingen und mich danach ins Zimmer abzusetzen.

›Reiß dich zusammen‹, redete ich mir selbst zu. ›Auffressen können sie dich nicht! Ist doch lächerlich, dieses Theater, das sie da abziehen!‹

Ich kehrte also in die gute Stube zurück. Da sprang mich Papas Stimme wach und zielsicher an:

– Hast du uns nichts zu erzählen, Daniela?

Na also, wir waren beim Thema. Möglichst cool sagte ich:

– Ich nehme an, der Nachrichtendienst vom Apfelblütenweg hat euch zugetragen, dass ich gestern Abend zusammen mit Reto Seiler gesehen worden bin.

– Du weißt, dass ich nicht will, wenn ihr mit Drogensüchtigen verkehrt!, schimpfte Papa.

– Er nimmt längst keine Drogen mehr, antwortete ich ruhig. – Und ich werde ihn unterstützen, damit er nicht wieder damit beginnt!

– Daniela, Kind, du überforderst dich!, jammerte Mama.

– Du traust dir zu viel zu!

Endlich hatte sie ihr Häkelwerk beiseite gelegt.

Markus schlug seine Zeitung zusammen und sagte:

– Reto Seiler ist o. k. Ein Mensch wie wir. Lernt ihn doch erst mal kennen, bevor ihr euch so überflüssige Sorgen macht!

Papa riss seinen Mund auf, dass man alle seine Goldfüllungen sehen konnte. Und Mama griff in ihrer Not wieder zu ihrer Handarbeit. Plötzlich begann Lilian unbeherrscht zu kichern. Markus gab ihr mit dem Fuß einen Stoß und sagte unbarmherzig:

– Halt die Klappe, Kleine! Du verstehst von alledem noch nichts. Überhaupt gehörst du ins Bett!

Da schoss Lilian hoch:

– Ich will nicht zu Bett!, kreischte sie. – Jetzt, wo es endlich mal interessant wird. Über Drogen weiß ich eine Menge. Wir haben in der Schule davon gesprochen. Drogen gibt's überall, in jeder Stadt, auf der ganzen Welt, hat Herr Preisig gesagt. Und es kommen nicht viele davon wieder los. Vor denen muss man Hochachtung haben, meinte Herr Preisig. Reto *ist* davon losgekommen! Der ist nämlich stinknormal!

Nach dieser Rede setzte sich die Kleine wieder hin. Aber den Kopf behielt sie oben und schaute stolz in die Runde. Ich habe ja immer gewusst, dass sie frühreif ist.

– Du also auch!, sagte Papa völlig erschlagen. – Hinter meinem Rücken verkehren meine drei Kinder mit diesem Kerl! Und ich habe alles drangesetzt, damit wir hierher, in ein ordentliches Quartier, ziehen konnten. Jeden Rappen habe ich dreimal umgedreht, bevor wir uns dieses Haus leisten konnten. Weg wollte ich, weg von diesen Hochhäusern und Mietskasernen, wo die Jungen bloß herumlümmeln und sich die Zeit in Spielhöhlen totschlagen. Weg von den Dealern, die sich an solchen Orten ihre Opfer suchen. Genau das Gegenteil habe ich erreicht! Sag doch auch mal etwas, Mama!

Bis dahin hatten wir nie gehört, dass Papa Mama um Hilfe angefleht hätte. Mama behielt aber ihren Kopf so tief über ihre Arbeit gesenkt, dass man nur ihr dauergewelltes Haar sah. Und graue Fäden darin, viele graue Fäden, wie ich mit Schrecken feststellte.

Nie hatte ich mir etwas darunter vorstellen können, wenn jemand sagte: ›Mir sind alle Felle davongeschwommen.‹ Jetzt wusste ich, was man damit ausdrücken will. Weil Papa genauso aussah: als wären ihm alle Felle weggeschwommen. Seine Erziehung hatte keinen Erfolg gezeigt. Alle seine Mühen, alle seine Verzichte waren vergeblich gewesen. Sogar sein lieblicher Sonnenschein war gegen ihn. So sah er es: Wir waren gegen ihn. Denn dass es verschiedene Standpunkte geben konnte, war ihm in all den Jahren nie bewusst geworden. Wer seine Meinung nicht teilte, war gegen ihn. Basta.

Ich sah, wie Mama mit sich kämpfe. Für sie musste die Spannung fast unerträglich sein. Da war auch keine Ablenkung in Sicht. Ihr war wohl klar, dass sie jetzt nicht auf den blühenden Garten weisen konnte. Und unsere Lilian dachte nicht daran, aufzustehen und ihren vergrämten Vater mit einem versöhnlichen Kuss aufzuheitern. Die brauchte auch kein weißes Spitzenkrägelchen, um den Teint aufzufrischen, so rosig waren ihre Wangen und so hell funkelten ihre Augen. Wenn etwas in diesem Moment überhaupt Spaß machen konnte, so war's für mich die Entdeckung meiner kleinen Schwester. Trotz ihrer knapp zehn Jahren war sie bereits ein fixfertiges Persönchen, das Schwierigkeiten nicht aus dem Weg ging.

Mama spürte wohl, dass sie die Einzige war, die Papa noch so etwas wie ein Gefühl der Solidarität vermitteln konnte. Mehrmals schien sie einen Anlauf nehmen zu wollen, um ihn zu unterstützen und uns Kinder zurechtzuweisen. Aber sie schwieg. Sie schwieg!

– Von dir hätte ich das nicht gedacht, von dir am allerwenigsten, Esther!, sagte denn auch Papa endlich in die explosive Stille hinein.

Mama bohrte wie ein Kind, das Böses zurückdrängen will, die Fäuste in die Augen.

– Du siehst das völlig falsch, Bruno, meinte sie endlich matt. Und stieß dann plötzlich fast mutig hervor:

– Frau Seiler tut mir Leid. Sie ist so dankbar um jedes Wort! Woraus unschwer zu schließen war, dass sie sich hin und wieder mit Frau Seiler unterhalten hatte.

Papa erhob sich, als müsste er die ganze Weltkugel auf den Schultern tragen.

– Ich sehe, ich werde in dieser Familie nicht mehr gebraucht, sagte er dramatisch. Und ging. Wir hörten, wie er sich in der Garderobe zu schaffen machte, dann fiel die Tür ins Schloss.

Da brach Mama in Tränen aus.

– Was ist bloß in mich gefahren!, schluchzte sie. – Ich bin doch Papas Meinung: Dieser Reto ist kein Umgang für dich, Daniela. Der reißt dich wenn möglich in ein Milieu, in das du nicht gehörst. Verlieb dich bloß nicht noch in ihn! Wo geht Papa nur hin, jetzt, so mitten in der Nacht! Wenn ihm nur nichts passiert!

– Was soll ihm schon passieren, beruhige dich, Mama!, sagte ich. – Ich fand dich echt super. Endlich hast du mal deine eigene Meinung vertreten!

Mama war völlig aufgelöst. Sie schnuffelte und heulte. Wollte nichts von sich emanzipieren wissen.

Lilian streichelte ihr auch übers Haar. Aber sie wirkte nicht mehr so selbstbewusst wie zuvor.

Keiner schlief, bevor er Papa heimkehren hörte. Er kam erst spätnachts zurück. Und er hat uns nie erzählt, wo er in diesen langen Stunden war.

Ich hatte frei anderntags, genoss es, mal wieder auszuschlafen. Noch im behaglichen Strecken und Dehnen hielt ich aber jäh inne, erinnerte mich an den Abend zuvor. Rasch stieg ich aus dem Bett, schlüpfte in den Morgenrock und eilte in die Küche. Markus und Lilian waren bereits in der Schule. Doch Mama traf ich an. Mit verschwollenen, roten Augen trocknete sie das Frühstücksgeschirr. So schrecklich klein kam sie mir plötzlich vor, wie ich sie kurz umarmte.

– Nimm's nicht tragisch, sagte ich – wie war Papa heute Morgen? Hat er sich beruhigt?

Da flossen auch bereits erneut die Tränen.

– Beruhigt!, schnuffelte Mama. – Und wie ruhig er war! Kehrte morgens um eins wortlos zurück und frühstückte heute stumm. Großer Gott und das alles wegen diesem Reto!

– Papa wird schon wieder o. k., sagte ich. – Er muss ja irgendwann mal klar überlegen. Dass es noch andere Meinungen gibt als die seine. Dass man einen Menschen, dessen Leben mal auf einer schiefen Bahn verlief, nicht ausstoßen kann. Sieh, Mama, ihr braucht ganz sicher nicht zu befürchten, man könnte mich zu Drogen verführen. Ich nehme ja nicht mal eine Kopfwehtablette. Und ich will Krankenschwester werden, um den Kranken zu helfen. Süchtige sind Kranke! Wenn jemand nun mit aller Willenskraft von dieser Sucht losgekommen ist, will ich ihn unterstützen und mithelfen, damit er sich im Alltag wieder zurechtfinden kann. Stell dir vor, Markus wäre süchtig gewesen und alle an der Straße würden ihn nun meiden!

– Markus! Was sagst du denn da!, rief Mama empört. – Unsern Markus kannst du doch nicht als Vergleich bringen!

– Weshalb nicht? Auch er könnte in schlechte Gesellschaft geraten. Viele verschanzen sich vor Problemen hinter Drogen. Oder Alkohol, Tabletten. Vielleicht waren sich Seilers auch sicher, dass Reto nie in Versuchung kommen könnte.

Mama setzte sich völlig erschöpft an den Küchentisch und drehte das Geschirrtuch zu einem Strick.

– Diese Zeit, murmelte sie, – was läuft da nur schief, dass einer drogenabhängig wird! Und was könnte man bloß beitragen, damit sich keiner in irgendwelche Drogen zu flüchten braucht!

Das war natürlich mein Augenblick. Ich warf mich ganz schön ins Zeug. Erklärte, dass sie hier, gleich vor unserer Haustür, etwas beitragen könne, indem sie das Schicksal der Familie Seiler nicht noch erschwere. Dass sie dort mit ihrer Hilfe ansetzen sollte, statt sich den Kopf zu zerbrechen, wie man weltweit die Sucht bekämpfen müsste.

Mama seufzte.

– Und Papa?, fragte sie.

Na ja, da wusste ich auch keine Antwort. Ratschläge von Sich-zur-Wehr-setzen – die kann man leicht geben. Dann aber die Reaktion des andern auszuhalten, ist eine ganz andere Sache. Und Papa war ein harter Brocken, das wusste ich aus eigener Erfahrung. Ein lieber, aber harter Brocken ...

Erst als Lilian mit einem Tross von Schulkameraden ins Haus stürmte und ich sie beobachtete, wie raffiniert sie Mama um den Finger zu wickeln vermochte, fand ich auf Mamas Frage eine Antwort. Lilian mit ihrem sonnigen Gemüt hatte den stürmischen Vorabend nämlich längst vergessen. Sie wollte an ihrem schulfreien Nachmittag mit ihren Freundinnen ins Kino gehen. Und zwar in einen Film, der erst ab zwölf Jahren freigegeben war. Nun säuselte das kluge Mädchen um Mama herum, erbettelte sich vorerst mal ihr Taschengeld um einen Tag früher. Als sie dies erreicht hatte, begann sie zu erzählen, wie ihr Lehrer einen ganz bestimmten Film in höchsten Tönen gelobt hätte. Und wenn sogar ein Lehrer diesen Film empfahl, konnte Mama beruhigt sein.

– Dann geh mal, erlaubte sie deshalb ihrem Töchterlein.

Worauf Lilian beiläufig erwähnte, dass der besagte Film erst für Zwölfjährige ... aber Anita und Petra dürften auch ... sogar Else, die erst neun ... und selbstverständlich würden sie nach der Vorstellung schnurstracks heimkehren und Anitas Vater, der beim Verkehrsbetrieb Zürich arbeite, würde ihnen Gratisbillets für Bus und Straßenbahn ... und, und, und ...

Mama gab sich geschlagen. Sie wurde stürmisch umarmt, und weg war meine Schwester.

Etwas häppchenweise servieren! In kleinen, verdaubaren Rationen! Das war's! Papa durfte man nicht zu viel aufs Mal zumuten.

Ich setzte Mama meine Idee auseinander.

– Halte dich vorerst raus!, sagte ich. – Papa muss erst mal schlucken, dass Markus, Lilian und ich mit Reto Seiler Kontakt haben. Erst wenn er das akzeptiert, kannst du erwähnen, dass du dich hin und wieder mit Frau Seiler triffst.

Als Markus von der Schule zurückkehrte, hatten Mama und ich bereits einen ganzen Schlachtplan zurechtgelegt.

– Ich mache mit, stimmte Markus sogleich bei. – Du hast Recht, wir dürfen ihm nicht zu viel aufs Mal zumuten.

– Kinder, worauf lasse ich mich da ein!, sagte Mama über sich selbst erschrocken. – Ich verbünde mich mit euch gegen Papa! Das ist nicht in Ordnung!

Markus und ich sahen uns wortlos an. Nicht nur Papa musste in kleinen Schritten geändert werden, sondern auch Mama, ging uns auf. Nach so vielen Ehejahren, während derer sie als Papas Sprachrohr fungiert hatte, war nicht zu erwarten, dass sie sich von einem Tag auf den anderen ändern würde.

– Bleib cool, sagte Markus mit seiner schwankenden Stimmbruchstimme. – Die Daniela und ich schaffen das schon. Der Haussegen wird nicht länger schief hängen.

Nun – so einfach war das alles nicht. Papa kehrte nämlich kurz darauf mit einem wahren Katastrophengesicht nach Hause und verschanzte sich hinter der Zeitung. Mit rotem Gesicht schleppte Mama Kochtöpfe an. Markus erzählte mit etwas forcierter Stimme von der Schule. Lilian war schlau genug, nichts von Mamas Erlaubnis für ihren Kinobesuch zu erwähnen. Schweigend aß Papa. Mich überging er völlig. Und an Mama wandte er sich nur, um sich Kartoffeln oder Salat (wir aßen mal wieder vegetarisch) nachschöpfen zu lassen. Als er beim Kaffee saß, setzte ich mich zu ihm.

– Papa, bat ich, – lass uns zusammen reden!

Papa schwieg.

– Ich kann verstehen, dass du Angst hast, wir könnten uns von Reto negativ beeinflussen lassen. Aber das werden wir nicht! Lass uns doch hin und wieder mit ihm plaudern, damit er sich nicht so ausgeschlossen vorkommt, nur das, mehr nicht!

Papa schwieg noch immer.

Da griff ich zur ›Lilian-Methode‹, meiner letzten Waffe.

– Ich kann einfach nicht glauben, dass du so voreingenommen bist, du bist doch sonst ein so großzügiger Mensch!, hauchte ich schmeichelnd.

Das wirkte. Papa sah mich immerhin mal an, während er seine Kaffeetasse leer trank. Und brummelte dann, ein Unmensch sei er nun wirklich nicht. Und wenn wir bloß hin und wieder im Vorbeigehen ein paar Worte mit diesem Reto wechseln würden, hätte er nichts dagegen.

Halleluja!

In der Küche war's ganz still geworden. Mama lauschte wohl mit angehaltenem Atem. Vermutlich polterten wahre Felsbrocken von ihrem Herzen.

Ich gab Papa einen dicken Kuss und er lächelte versöhnlich zurück. Kam sich großzügig und tolerant vor.

– Und jetzt sprechen wir nicht mehr über dieses Thema!, sagte er selbstzufrieden. – Dieser Reto soll keinen Unfrieden in unser Haus bringen.

Mama nickte bekräftigend unter der Tür, strahlte Papa aus verschwollenen Augen an.

Wir glaubten damals wohl alle, was wir sagten …

War's der Sommer mit seinen schwülen Abenden oder die lauen Nächte, war's bloß die Wirkung irgendwelcher Hormone (wie gewisse Wissenschaftler behaupten) oder ganz einfach mein Schicksal: Ich verliebte mich in Reto. Traf ihn nicht mehr nur zufällig, um mich freundlich und unpersönlich nach seinem Ergehen zu erkundigen. Lilian hätte ihre helle Freude gehabt und ganz sicher mein Zimmer nach heimlichen Liebesbriefen durchsucht, hätte ich ihr meine Gefühle gestanden. Um Schwierigkeiten aus dem Weg zu gehen, trafen wir uns aber immer heimlich, fern vom Apfelblütenweg. Zu Hause murmelte ich etwas von Überzeit und erntete erst noch Mitleid von meinen Eltern. Ich hatte ein ganz schön flaues Gefühl in der Magengegend, wenn sie sich dann ärgerten über ausgenutzte junge Spitalgehilfinnen. Mama ging so weit, dass sie zweifelte, ob ich diese Ausbildung überhaupt auf mich nehmen solle.

– Du schuftest dir den Rücken krumm, hast ein schlechtes Gehalt und wenig Aufstiegsmöglichkeiten (wobei sie sich hin und wieder beiläufig nach Assistenzärzten erkundigte, die für ihre Tochter eventuell einen Aufstieg anderer Art ermöglichen könnten) und eine so unregelmäßige Arbeitszeit, dass du abends nicht mal einen Kurs besuchen kannst, so spät wird es immer, bis du daheim bist!

So spät wurde es abends immer ... Aber vor allem deswegen, weil ich mit Reto im ›Sombra‹ saß!

Was den Beruf betraf, so ließ ich mich nicht beirren. Eigentlich war ich mir, seit ich vierzehn war, klar, dass ich Krankenschwester werden wollte. Auch das Jahr in Genf hatte mich nicht von meinem Entschluss abbringen können. Und das anstrengende Praktikum als Spitalgehilfin schon gar nicht. Allerdings war ich mir plötzlich nicht mehr ganz sicher, ob ich nicht doch lieber Säuglingsschwester lernen sollte, nachdem ich eine Zeit lang auf der Wöchnerinnenstation gearbeitet hatte. Die kleinen Babys hatten eine überraschende Anziehungskraft auf mich ausgeübt. Nun, um mich für die eine oder andere Ausbildung zu entscheiden, blieb mir noch Zeit: Ich war nämlich mit Pauken und Trompeten durch die Aufnahmeprüfung geflogen. Ehrlich gesagt hatte ich mich überhaupt nicht auf sie vorbereitet, so sicher war ich mir, dass man bei diesem enormen Mangel an Pflegepersonal jede Bewerberin annehmen würde. Aber über Biologie und Chemie stolperte ich.

Erst eine Woche vor dem Prüfungstermin hatte ich mal in meinen alten Schulheften geblättert. Was ich las, hätte ebenso gut Chinesisch sein können. Beunruhigt stürmte ich in Markus' Zimmer. Schließlich nahm er genau diesen Stoffkreis in der Schule durch. Er starrte jedoch ebenso verständnislos in mein Heft wie ich. Kratzte sich verlegen im Nacken.

– Sorry, Schwesterherz, meinte er, – ich kapiere das selbst nicht. Wie soll ich's dir da erklären können!

Und dann griff er nach seinem ›Walkman‹ und ich war verabschiedet.

Ich war also durchgefallen, doch nicht allein, weil ich nichts gelernt hatte. Da war eben Reto in meinem Kopf. In meinem Herzen. Und nichts anderes hatte mehr Platz daneben. In jeder freien Stunde hetzte ich ins Café Sombra. Setzte mich an unsern Tisch in der schummrigen Ecke, wartete mit Herzklopfen auf ihn. Über Gefühle brauchten wir gar nicht zu sprechen, wir spürten auch ohne Worte, wie es um uns stand. Wenn wir nebeneinander saßen, staunte mich Reto manchmal fast ungläubig an. Als könne er einfach nicht glauben, dass ein junges verliebtes Mädchen neben ihm sitzt. Zuweilen sah Reto aus, als fürchte er, die Luft, die er atme, nicht wert zu sein.

Als ich ihm von meiner missglückten Aufnahmeprüfung erzählte, machte er sich auch sogleich Vorwürfe.

– Mensch, Reto, das hat doch nichts mit dir zu tun!, beruhigte ich ihn. – Ich habe nichts gelernt, das ist alles!

Nach der verpatzten Prüfung bat ich unsere Oberschwester um ein Gespräch. Sie stand zwar kurz vor ihrer Pensionierung und kam mir schrecklich alt vor. Ich merkte aber bald, dass sie eine echt gute Frau war. Wohl weil sie seit Jahrzehnten um Kranke herum war, war eine nicht bestandene Prüfung für sie überhaupt kein Problem.

– Versuch es eben in einem halben Jahr nochmals, sagte sie gelassen. – Dann wird's bestimmt klappen.

Weiß Gott, weshalb, aber plötzlich ertappte ich mich dabei, wie ich ihr von Reto erzählte. Die Worte flossen nur so aus meinem Mund. Selbst als ich bemerkte, wie Oberschwester Klara verstohlen auf ihre Uhr blickte, war ich nicht mehr zu bremsen. Endlich hörte mir jemand zu! Durfte ich meine Gefühle eingestehen! Wo ich doch dies zu Hause nicht konnte ...

– Was ist da schon eine Aufnahmeprüfung, Daniela!, fand Schwester Klara, als ich endlich schwieg. – Es scheint mir auch wichtiger zu sein, dass du diesem Menschen eine Stütze bist. Wir wollen hoffen, dass er nicht rückfällig wird!

Sie schaute mich forschend an, schien noch etwas beifügen zu wollen und hielt dann doch inne.

Wochen später wusste ich, was sie mich gerne noch gefragt hätte ...

Wir beschlossen, dass ich bis zum nächsten Eintrittstermin in die Schwesternschule weiterhin als Spitalgehilfin arbeiten würde. Das Ganze verzögerte sich nun eben um ein halbes Jahr. Zu meiner Erleichterung gab's auch bei meinen Eltern kein großes Theater, weil ich die Prüfung nicht bestanden hatte.

– Besser als ein Beinbruch. Schließlich verdienst du als Spitalgehilfin deinen Lebensunterhalt fast selbst. Du hockst uns ja nicht auf der Tasche, meinte Papa versöhnlich.

Ich glaube, wenn Papa und Mama damals mehr Zeit gehabt hätten, wäre ihnen nicht entgangen, dass mit meinen zahlreichen Überstunden etwas nicht ganz stimmen konnte. Aber sie waren so beschäftigt: Dauernd kam irgendwer zu Besuch. Mal Verwandte, mal Kollegen aus Papas Büro oder eben Nachbarn. Und wenn man Familie X einlud, musste man Familie Y auch einladen, sonst waren sie beleidigt. Und wenn man Familie Y einlud, dann musste Familie Z auch eingeladen werden … Kurz, so nach und nach tauchten alle Bewohner vom Apfelblütenweg mal bei uns auf.

Alle außer Seilers.

Mama blätterte stundenlang in Kochbüchern und zerbrach sich den Kopf über preisgünstige Gerichte. Papas Chef konnte man schließlich nicht bloß Bratwürste vorsetzen. Tiefe Seufzer stieß sie aus, wenn sie Papa Menüvorschläge unterbreitete.

Natürlich wurde an uns gespart. Wenn ich abends aus dem Krankenhaus zurückkehrte, krempelte sich Markus demonstrativ die Ärmel hoch und führte mir seine schwindenden Muskeln vor.

– Eiweiß fehlt mir, tierisches Eiweiß!, rief er empört. – Daniela, bald kannst du mich in deiner Abteilung an den Tropf hängen, so schwach bin ich schon!

Papa fand, das sei eine gute Vorbereitung aufs Militär. Dort könne er auch einfache Hausmannskost essen.

– Das ist doch erst in vier Jahren!, schimpfte Markus dann. – Wenn wir weiterhin so karg essen, werde ich bis dahin dienstuntauglich sein!

Im Übrigen ließen wir gezielt hin und wieder Bemerkungen über Reto ins Gespräch fließen. Papa gelang es somit nicht, dessen Existenz zu vergessen. Und einmal, kurz bevor Besuch kam, sagte Mama … – Frau Seiler war heute hier. Eine nette Frau! Wir haben lange geplaudert zusammen.

Und dann ging sie rasch in die Küche und Papa musste seinen Ärger an uns auslassen.

– Diese Seilers, meinte er gereizt, – man könnte meinen, der ganze Apfelblütenweg drehe sich um sie! Vermutlich gefällt das diesem Fixer noch, wenn man so ein Theater um ihn macht!

Oh, Papa! Ich biss mir auf die Zunge und senkte hastig den Kopf, damit er nicht sah, wie mir die Röte ins Gesicht schoss.

Die ganze Heimlichtuerei war mir zuwider. Meine Lügen setzten mir selbst am meisten zu. Ich sehnte mich so, Papa und Mama offen erzählen zu dürfen: Reto und ich waren ... Reto und ich machten ... sahen ... möchten ...

– Du wirst nicht darum herum kommen, deinen Eltern reinen Wein einzuschenken, meinte Oberschwester Klara schließlich.

Hin und wieder suchte ich sie auf, um mit ihr zu plaudern, und meistens hörte sie mir geduldig zu.

– Sag doch zum Beispiel einfach mal an einem Abend, dass du mit Reto ins Kino gehst!

Sag doch ganz einfach ...

Was war ich für ein Feigling! Und wie lächerlich war meine Angst damals im Vergleich zu später!

Ich wartete also an einem Abend ab, bis sich Papa samt Bierglas wohlig vor dem Fernseher niedergelassen hatte und sich auf eine Fußballübertragung freute. Bis er seinen Spruch von ›die große Welt ins Wohnzimmer holen‹ losgeworden war.

– Ich gehe nochmals weg, sagte ich.

– So, die große Tochter geht in den Ausgang?, meinte Papa gut gelaunt und wandte sich wieder dem Fernseher zu. Ich hätte verschwinden können, ohne weitere Fragen beantworten zu müssen. Aber ich schluckte leer und fügte bei:

– Ich gehe mit Reto Seiler ins Kino.

Das saß. Mama häkelte mal wieder verbissen. Lilian machte runde Augen. Mir fehlte Markus als Verstärkung, aber der war selbst fortgegangen.

Papa drehte sich im Zeitlupentempo nach mir um.

– Habe ich richtig gehört?, fragte er. – War da nicht eine Abmachung zwischen uns?

– Sie ist verknallt in ihn!, platzte da die unselige Lilian heraus. – Sie wird ja ganz rot!

Da stellte Papa den Fernseher ab und Mama legte ihre Häkelarbeit auf den Tisch. Beide starrten mich entgeistert an.

Und ich warf meine ganze Theorie von alles häppchenweise servieren über den Haufen und brüllte einfach los:

– Ja! Ja, ich bin verliebt in Reto!

Sollten sie es doch endlich alle wissen.

Das entsetzliche Schweigen, das folgte …

Papas Stimme dann jäh so schrill und unbeherrscht, dass man befürchten musste, seine Stimmbänder würden reißen.

– In diesen kaputten Typen bist du verknallt! Großer Gott, ich hätte dir einen bessren Geschmack zugetraut! Da hätten wir nicht umzuziehen brauchen. Solche Kerle hättest du in unserer Mietskaserne auch finden können!

Und dann sagte Papa und es war das erste Mal, dass in Zusammenhang mit Reto dieses Wort fiel:

– Wenn er nur nicht noch Aids hat!

Aids. Das Wort war gefallen. Es hing in der Luft, war nicht mehr wegzudenken. All die Wochen, während derer ich mich heimlich mit Reto getroffen hatte, war es mir gelungen wegzuhören, wenn am Radio über dieses Thema gesprochen wurde. Wegzusehen, wenn am Fernseher ›Stop-Aids‹-Einschaltsendungen gezeigt wurden. Die Augen zu verschließen, wenn in Zeitungen Artikel über Aids standen.

Im Krankenhaus hatte ich schon HIV-Positive gepflegt. Eine innere Sperre aber hatte verhindert, dass ich irgendetwas, was mit Aids zu tun hatte, mit Reto in Zusammenhang brachte. Rückblickend kann ich's mir selbst fast nicht erklären.

Aids spielte sich außerhalb meines Lebenskreises ab, gehörte nicht zu meiner Welt. Wohl wurden wir schon während der Schulzeit über diese grauenvolle Krankheit aufgeklärt. Völlig offen und schonungslos sprach man über Sexualität wie mit keiner Generation von Schülern zuvor. Doch irgendwie, so ganz persönlich, betraf dies alles keinen von uns. Homosexuelle. Drogenabhängige. Männer und Frauen, die ihre Liebhaber wechselten wie ihr Hemd. Aber uns doch nicht! Ehrensache, die Knaben hatten einen Pariser bei sich, machten faule Sprüche darüber. Im Innersten aber waren wir wohl alle überzeugt, dass Aids letztlich nur ›die anderen‹ betraf. Ich hatte mich an Retos Ausstieg aus der Welt der Drogen geklammert und verdrängen können, dass er trotzdem zur so genannten Risikogruppe gehörte. Andere ehemalige Fixer vielleicht, aber doch nicht Reto!

Zudem war es zwischen uns bis jetzt bei seltenen Zärtlichkeiten geblieben. Und die Aktivität in diese Richtung war erst noch meistens von mir ausgegangen. Reto selbst hätte sich wohl damit begnügt, mich zärtlich zu umarmen oder mit mir Hand in Hand durch die Straßen zu bummeln.

Eigentlich seltsam für einen jungen Mann, dachte ich jetzt. Und lachte gleichzeitig schrill:

– Was stellst du dir bloß vor, Papa! Reto und Aids! Diese Panik überall!

– Hat er den HIV-Test gemacht, Kind?, fragte Mama.

Und Lilian, dieses Biest, erkundigte sich:

– Habt ihr schon mal zusammen geschlafen?

Normalerweise wären meine Eltern über eine solche Frage aus Lilians Mund in Ohnmacht gesunken. Doch sie hörten kaum hin, starrten bloß mich an. Über Papas dichten Brauen sammelten sich Schweißtropfen.

– Wenn ihr's genau wissen wollt: Nein, wir haben noch nicht zusammen geschlafen. Aber ich bin 18! Kann machen, was ich will. Wenn es euch lieber ist, werde ich ins Schwesternhaus ziehen!

Papa stand langsam auf, trat ans Fenster, als hoffe er, der Anblick seines geliebten Gartens erlöse ihn aus einem bösen Traum. Dann begann er den Kopf zu schütteln, stand einfach da und schüttelte den Kopf.

– Das darf nicht wahr sein!, sagte er immer wieder. – Sag, dass es nicht wahr ist, Daniela! In dieser Stadt gibt's tausende von gesunden jungen Burschen. Selbst an dieser Straße hat's welche, denen du gefällst. Weshalb muss es ausgerechnet dieser Reto Seiler sein! Ich verbiete dir den Kontakt mit ihm! Ich verbiete ihn dir um deinetwillen, Kind! Du weißt nicht, in was du da hineinrutschst! Ich muss dich schützen vor dir selbst!

– Das nützt nun wirklich nichts, Bruno, meinte Mama. – Gegen ein Gefühl kannst du nicht ankommen mit dem Verstand. Und wir wollen jetzt auch nicht allzu schwarz sehen. Reto ist seit Monaten weg von den Drogen, bewährt sich in seiner Zeichnerlehre, wie mir Frau Seiler erzählte. Vermutlich hat man sein Blut während seiner Therapie getestet. Ganz sicher würde er unsere Daniela nicht da hineinziehen, wäre er HIV-positiv.

Das war für Mama eine der längsten Reden, die sie seit Jahren gehalten hatte. Die längste Rede ›gegen‹ Papa. Plötzlich unsäglich müde, legte ich den Kopf zurück und lehnte mich an ihre warme, weiche Brust.

– Danke, Mama, murmelte ich.

Als Markus pfeifend nach Hause kam, saßen wir vier wie betäubt in der Stube. Papa hatte sich mit kalkweißem Gesicht in seinen Sessel fallen lassen und brütete dumpf vor sich hin. Selbst Lilian schwieg für einmal.

Markus' fröhliches ›Hallo‹ fiel wie ein Stein ins Wasser und versank. Verblüfft schaute er von einem zum andern.

– Ist jemand gestorben?, fragte er unsicher.

Offenbar spürte er, dass es um Reto ging, denn sein Blick blieb schließlich an mir hängen.

– Papa fürchtet, Reto könnte HIV-positiv sein, erklärte ich ihm mit einer Stimme, die mir selbst fremd vorkam.

– Daniela ist nämlich verknallt in ihn!, fügte Lilian hinzu.

Spontan meinte Markus: – Reto und Aids! Der doch nicht! Mager ist er zwar, aber habt ihr schon mal seine Muskeln gesehen? Und wie der futtert! Kerngesund ist der!

– Außer mir kennen diesen Reto offensichtlich alle bestens!, sagte Papa. Aber er sprach nicht wütend und unbeherrscht, sondern so leise, dass wir ihn kaum verstehen konnten. Und das war noch viel schlimmer, als wenn er wild gebrüllt hätte.

Ich stand auf und setzte mich auf seine Stuhllehne.

– Papa, sagte ich mit möglichst fester Stimme, – ich verspreche dir, dass ich Reto nach dem HIV-Test fragen werde. Wenn er gesund ist, wird mich aber nichts und niemand davon abbringen können, mit ihm zusammen zu sein. Selbst wenn ich von hier wegziehen muss: Ich halte zu Reto!

– Und wenn sich herausstellt, dass er nicht gesund ist, Daniela – was dann?, fragte Papa nach langem Schweigen zurück.

Die Tage, die diesem Abend folgten ... ich erinnere mich an sie wie an dichten Nebel, der hin und wieder aufreißt, Schatten, Konturen freigibt und sie wieder mit seinem grauen Schleier verhängt. Nachts konnte ich, obwohl todmüde, kaum schlafen. Aber konnte dies Papa? Oder Mama? Manchmal glaubte ich, mitten in der Nacht das Gemurmel ihrer Stimmen zu hören. Tagsüber kam's mir vor, als würde Papa schrumpfen, in sich zusammenfallen. Ohne es selbst zu merken, gab er nach und nach die Zügel aus der Hand. Und Mama griff nach ihnen. Organisierte den Tag. Erinnerte uns an Abmachungen und Verpflichtungen. Über Reto sprachen wir nicht mehr. Wohl spürte ich oft Mamas und Papas fragenden Blick auf mir ruhen. Oh, ich wusste, was sie wissen wollten! Doch wie in aller Welt sollte ich vor Reto treten und fragen: Hast du dein Blut testen lassen? Hast du früher auch Spritzen getauscht mit anderen Drogenabhängigen?

Jetzt, da das Wort Aids gefallen war, überspülten mich Ängste und Hoffnungen wie kalte und heiße Wogen. Mit Grausen erinnerte ich mich an Retos Schilderungen, wie er in Pissoirs ›auf die Schnelle‹ zu Geld für Heroin gekommen war. Ein weiterer Risikofaktor ... Der Himmel wollte schwarz und tonnenschwer über mir zusammenkrachen. Dann wieder gelang es mir, die Angst abzuschütteln: Reto doch nicht! Das geschah ›den andern‹, nicht ihm, nicht uns! Lange wagte ich nicht, ihn direkt zu fragen. Zu fein waren die Fäden, die er zu mir zu spinnen wagte, zu zerbrechlich sein Vertrauen in mich. Ich redete mir ein, ihn vor noch mehr Misstrauen, noch mehr Vorurteilen schützen zu wollen.

Aber vielleicht wollte ich auch nur mich selber schützen vor der brutalen, unabänderlichen Wahrheit.

Es ist nicht mehr Herbst und noch nicht Winter. Der Wind hat das Laub weggefegt. Über der Stadt hängt ein großes Schweigen, obwohl wie immer Autos durch die Straßen rollen.

– Ich spüre doch, dass du etwas hast!, drängte Reto. – Irgendetwas ist seit ein paar Tagen zwischen uns! Du schaust mich nicht mehr offen an, Daniela! Ich brauche dein Mitleid nicht! Wenn's fertig ist, will ich es wissen!

Retos Augen. Fiebrig. Schwarz. Ich starre zurück. Senke den Blick dann auf meine Hände, die glühen, als hätte ich mich soeben verbrannt: Ich hatte Retos Hals umschlungen, mich fröhlich an ihn gehängt, ein bisschen schmusen wollen. Da hatte meine zärtlich tastenden Hände an seinem Hals Knoten wahrgenommen, harte, geschwollene Lymphknoten.

Die Angst explodiert in mir.

– Du hast Recht, Reto. Es ist etwas zwischen uns. Ich kann's fast nicht aussprechen. Fass es bloß nicht falsch auf! Meine Eltern möchten, dass du einen Aidstest machen lässt.

Feige verstecke ich mich hinter den Eltern, schiebe sie vor. Retos naher Körper wird steif. Instinktiv tritt er einen Schritt zurück. Dann aber sagt er ruhig:

– Ich kann eure Angst verstehen. Ja, ich darf nicht länger zuwarten und muss mein Blut testen lassen. Ich komme nicht darum herum.

Mir ist's, als würde eine trennende Glaswand zerbersten.

Jetzt, wo wir darüber reden können, fühle ich mich besser. Die Angst hat ihre größte Angriffsfläche verloren.

Reto vergräbt sein Gesicht in meinem Haar.

– Wie soll ich das Warten auf das Ergebnis aushalten, Daniela! Wie! Von der Blutentnahme bis zum Ergebnis dauert es etwa zehn Tage! Eine Ewigkeit!

– Du bist nicht allein, sagte ich, – du bist nicht länger allein, Reto!

Ein steiniger Weg, ein dorniger Weg, ein blutiger Weg. Ein endlos scheinender Albtraum: der Weg zu diesem Test. Der Weg zum unabänderlichen Wissen. Nach langem Hin und Her hatten wir beschlossen, den Test anonym in der Poliklinik machen zu lassen. Ich versprach Reto, ihn zu begleiten.

Ich will nicht in eine Kartei aufgenommen werden, Daniela!, sagte Reto heftig. – Wenn mein Blut in Ordnung ist, will ich vergessen dürfen. Und nirgendwo als Aidsverdächtiger in irgendwelchen Akten registriert sein, weil ich an diesem Datum einen Aidstest habe machen lassen.

Ich legte den Arm um seine Schultern.

– Es wird schon nicht schief gehen, sagte ich.

– Ich würde es spüren, hättest du dich angesteckt, versicherte ich. – Was auch herauskommt, ich bleibe bei dir!, schwor ich.

– Wenn ich gesund bin, Daniela! Stell dir vor, dann können wir ohne Angst zusammen schlafen! Möchtest du das überhaupt, mit mir Liebe machen?, fragte Reto. Er gestand, dass er mit diesem Gefühl der Unsicherheit nicht einmal wagte, mich richtig zu küssen.

– Aber durchs Küssen kann man sich ja gar nicht anstecken!, sagte ich. – Du machst dir völlig überflüssige Sorgen,

Reto! Selbst wenn sich herausstellen sollte, dass du HIV-positiv bist, dürfen wir mit Kondomen geschützt miteinander schlafen!

– Ich weiß, Daniela. Darüber wird ja überall geredet und geschrieben. Aber ein winziges Restrisiko bleibt. Und vor allem: Möchtest du das in diesem Fall überhaupt? Das würde dich sicherlich abschrecken!

Ich sah ihn an, diesen geliebten Menschen.

– Ja, ich möchte auch im Falle, du wärest HIV-positiv, mit dir zusammen sein, ganz nah, so nah wie nur möglich.

Ich sagte Ja ... und gleichzeitig wurde in meinem Innern eine Stimme laut, die heftig Nein sagte.

Zu Hause hatten sie mich tagelang ›geschont‹. Papa war auf eine bittere Art stumm geworden. Wenn er Zeit hatte, räumte er den Garten für den Winter. Manchmal beobachtete ich ihn aus dem Fenster. Sah, wie er sich aufrichtete, über den schmerzenden Rücken strich. Verwelkte Stauden zu Bündeln verschnürte, da und dort Unkraut aus einem Gartenbeet zupfte. Seine Hacke schlug er mit solcher Gewalt in die Erde, dass ich ahnte, woran er dachte. Nicht an den kommenden Frühling, wenn alles, was jetzt in Winterruhe sank, erneut blühen würde ...

Da ich selten daheim war, fiel es mir nicht schwer, der Familie auszuweichen. Morgens verließ ich als Erste das Haus, abends kehrte ich als Letzte zurück. Und dann saß man vor dem Fernseher und es ergab sich wenig Gelegenheit für ernsthafte Gespräche.

So schaffte ich es mühelos, allen aus dem Weg zu gehen. Nein, das stimmt nicht. Ich schaffte es nicht mühelos. Es quälte mich. Ich fühlte mich nicht wohl in meiner Haut.

Es war Mama, die diesem Vakuum ein Ende bereitete. Sie ertrug das beklemmende Warten, das möglichst reibungslose aneinander Vorbeigehen nicht länger. An einem Morgen, als ich ausnahmsweise wieder mal in Spätschicht arbeitete und deshalb erst um neun aufstand, stellte sie mich zur Rede. Ich saß am Küchentisch über die Zeitung geneigt, trank eine Tasse Kaffee, als sie vom Einkaufen zurückkehrte. Sie stellte ihre Taschen ab, packte sie nicht mal aus. Nahm sich eine Tasse aus dem Schrank und goss sich Kaffee ein. Und sah mich dann an. Sie brauchte nicht zu fragen. Ich sagte von mir aus:

– Ich weiß, was du wissen willst. Nein, Reto hat noch keinen Aidstest gemacht. Aber er wird nächstens in die Poliklinik gehen und sein Blut testen lassen.

Ich sagte: – Das ist bloß eine Formsache. Ich bin sicher, alles ist in Ordnung!

Ich sagte: – Dann habt ihr wenigstens eure Ruhe!

Ich sagte: – Ihr glaubt doch selbst nicht, dass er HIV-positiv ist!

Und begann zu heulen. Legte einfach meinen Kopf auf den Küchentisch und heulte. Dachte an Retos geschwollene Lymphdrüsen, die ich nicht mehr zu berühren wagte. Dass mein Verlangen nach seiner Zärtlichkeit plötzlich erloschen war. Dass ich es schlichtweg nicht ertragen würde, sollte er sich infiziert haben. Die Spannung der vergangenen Tage löste sich allmählich. Mama streichelte mich wie als Kind sanft übers Haar. Glitt mit ihrer rauen Hand über meine feuchten Wangen. So, wie eine Katze ihr Junges leckt, kam sie mir vor. Und trotz meiner Tränen hätte ich am liebsten geschnurrt unter ihrer Berührung. Mich endlich mal fallen lassen dürfen. Nicht so verdammt stark und vernünftig sein müssen. Wo kann man das schon!

Mit der Zeit bekam ich jedoch wieder Oberwasser. Es war ja lächerlich, wie ich mich gehen ließ! Reto und Aids! Undenkbar! Bei jeder Erkältung gab's geschwollene Lymphdrüsen. Und längst nicht jeder, der Drogen nahm, war HIV-positiv. So verbreitet war Aids dann doch nicht. Und überhaupt. Das ganze besorgte Getue von Mama! Klar war ich stark genug. Spielend würde ich die Wartezeit bis zum Testergebnis überstehen und Retos Angst mittragen. Und später würden wir lachen über diese Zeit. Alles wegschieben und vergessen. Neu beginnen, unsere Freundschaft auf einen festen Boden stellen. Frei in die Zukunft blicken. Ich würde meine Aufnahmeprüfung in die Schwesternschule bestehen, das bisschen Chemie und Biologie in meinen Kopf hämmern. Und Reto seine Lehre beenden. So redete ich mir zu. Für ein, zwei Stunden gelang es mir immer wieder, den Kopf hoch zu tragen. Mich zu ärgern über alle Schwarzmalerei. Mamas Bedenken schnorrte ich einfach unter den Tisch. Wollte sie nicht mehr wahrhaben, nicht mehr hören. Wäre ja gelacht, wenn ich mich mit 18 Jahren wegen eines Tests unterkriegen lassen würde! Eine schöne Krankenschwester würde ich da abgeben! Kopf hoch, Tritt in den Arsch! Sich nicht so fallen lassen! Weg mit den Tränen!

Doch so kam ich nur stundenweise über die Runden.

Bevor ich an diesem Tag zur Arbeit ging, hielt mich Mama am Mantelärmel zurück.

– Nela!, sagte sie. So hatte sie mich als Kind genannt. – Nela! Wie immer das Ergebnis auch ausfallen wird: Wir stehen das durch! Ich mit dir. Kapiert? Du bist nicht allein! Meine Mutter. Erst jetzt lernte ich sie allmählich kennen. Und sie sich selbst vielleicht auch. Wegen Reto. Wegen Aids.

Zehn Tage lang waren wir, Reto und ich, bloß eine Nummer. Sie wird in mir eingebrannt bleiben, als wäre sie mir ins Hirn tätowiert. Die Blutentnahme bei einem freundlichen Arzt in der Poliklinik. Eine Schwester klebte eine nummerierte Etikette auf das Reagenzglas, drückte Reto einen Zettel mit derselben Nummer in die Hand. Und dann stellte sie das Röhrchen mit Retos entnommenem Blut in ein Gestell, in dem bereits andere Blutproben auf den Untersuch warteten. Schicksale. Hinter jedem Glasröhrchen ein verzweifelter Mensch, ein Mensch mit Angst. Und diese Angst zog Kreise: ein ganzes Umfeld von Angehörigen und Freunden würde vom Resultat betroffen werden. Wir taumelten ins Freie, als wären wir besoffen. Setzten uns im Park auf eine Bank, obwohl der Himmel grau verhängt war.

Reto stützte den Kopf in die Hände und stöhnte: – Jetzt nimmt alles seinen Lauf. Es gibt kein Zurück mehr.

– Ach Reto, sagte ich, – in zehn Tagen können wir alles vergessen. Nur das zählt.

Die Stimme in meinem Innern. Ein ständiger Kampf gegen sie. Ich weiß nicht, wie ich die zehn Tage überstanden habe. Das Leben ging seltsamerweise weiter wie immer. Man stand auf, ging zur Arbeit, aß, trank, versuchte zu schlafen, versuchte zu lesen, sich abzulenken. Versuchte vor allem, an etwas anderes zu denken als an diese vier hartnäckigen bösen Buchstaben. Die Straßenbahnen fuhren. Die Züge donnerten über die Geleise. Flugzeuge starteten in den weiten Himmel hinein. Ja doch: Es war schönes Wetter. Die Jahreszeit machte eine Ruhepause, wartete, bis sie in die nächste überglitt. Ein glasklarer Himmel Tag für Tag. Nackte Äste, auf denen Vögel kauerten. Da und dort trieb gar wieder saftiges Gras aus der Erde. Man konnte dem Föhn Schuld geben für seinen wirren Kopf und die lähmende Müdigkeit.

Reto sei krank, sagte mir Frau Seiler, als ich nach zwei Tagen vergeblichen Wartens nach ihm fragte. Sogleich zuckte die Angst in mir hoch.

– Was hat er denn?

– Ach, ich vermute eine Grippe. Er muss etwas Schlechtes gegessen haben, hat schrecklichen Durchfall.

Durchfall. Lymphknoten. Fieber. Vier Buchstaben. Eine Nummer in meinem Kopf eingebrannt. Ich glaubte, vor Seilers Haustür zusammensinken zu müssen.

– Es ist besser, du besuchst ihn nicht, Daniela. Sonst steckt er dich noch an.

Eine Grippe! Jauchzen würde ich, vor Freude tanzen, wäre es bloß eine Grippe, mit der er mich anstecken könnte!

– Lassen Sie ihn grüßen!, brachte ich noch irgendwie heraus. – Sagen Sie ihm bitte, dass ich an ihn denke!

Ein Strahlen auf Frau Seilers Gesicht. Ich spürte ihre Freude. Nach allem, was war, hatte Reto nun eine Freundin gefunden. Wenn sie wüsste!

Mama wusste. Sie sagte nicht viel, aber ihre Augen waren braun und warm und ihre Hände waren gute, zuverlässige Hände. Papa blieb in seinem unnahbaren Mantel von Verbitterung. Einmal warf er Gartenschere, Hacke und Schürze auf unsern Sitzplatz. Riss die Tür auf und stürmte mit seinen erdigen Schuhen in die Stube.

– Wozu das alles!, brüllte er. – Das hat doch alles keinen Sinn!

Was am Apfelblütenweg geschah – ich wusste es längst nicht mehr. Ich konnte nicht mehr zuhören, wenn Mama Neuigkeiten aus der Bäckerei heimbrachte. Alles war unwesentlich geworden gemessen an dieser Angst, die mich immer wieder ergriff.

Irgendein ganz großer Krach wegen Markus' Mofa. Fankhausers hatten sich beklagt, er fahre damit zu oft durch unser geheiligtes Sträßchen. Sie wohnten im ersten Haus am Apfelblütenweg und betrachteten sich auch als Erste, Beste. Vielleicht, weil Herr Fankhauser so viel Geld verdiente in seinem Beruf. Deshalb hatten sie wohl auch ständig die Klappe offen. Mal lärmten die Kinder zu laut, mal surrte ein Rasenmäher irgendwo nach 18 Uhr. Mal ließ jemand den Automotor zu lange laufen, mal parkierte jemand vor ihrem Gartenzaun. Markus behauptete, Frau Fankhauser hocke mit dem Fernglas hinter den Gardinen, damit ihr nichts entgehen könne. Selbst Lilians Charme brachte Fankhausers Groll nie zum Verschwinden. Und nun also Markus' Mofa. Mama bat ihn, auf die Bewohner unserer Straße mehr Rücksicht zu nehmen.

Herr Fankhauser habe gemeint, man müsste die Jungen auf Umweltschutz aufmerksam machen, damit sie nicht für jeden Meter ihr Mofa hervornehmen würden. Aber da stach sie in ein Wespennest.

– Ausgerechnet der Fankhauser!, donnerte Markus los. – Der legt selbst keinen Meter zu Fuß zurück. Sogar bis zum Briefkasten vorn an der Ecke nimmt er seinen BMW aus der Garage! Mit meinem Mofa brauche ich vielleicht 40 Liter Benzin im Jahr. Das braucht Herr Fankhauser in zwei Wochen!

Markus' Stimme, laut und heftig, sie vermochte den Filz in meinen Ohren zu durchdringen. Staunend nahm ich wahr, dass die Welt sich weiterdrehte. Und dass es Menschen gab, die sich wegen eines Mofas den Kopf zerbrechen konnten.

Ganz langsam innerhalb dieser zehn Tage Wartezeit versuchte ich mich darauf einzustellen, dass sich Reto mit dem Aidsvirus tatsächlich hätte infizieren können. Die Möglichkeit bestand. Reto? Reto doch nicht! Doch, eben Reto.

Und was dann?

Es war wieder Markus in seiner lauten Unbekümmertheit, der mich zwang, darüber einigermaßen konkret nachzudenken. Mein 16-jähriger Bruder stürmte eines Abends in mein Zimmer, um sich eine Kassette von Elton John auszuleihen, als ich dösend auf dem Bett lag.

– Müde?, fragte er und sah mich kritisch an. – Du siehst ziemlich scheußlich aus, fand er erbarmungslos. – Ehrlich. Und ich war bereits ein bisschen stolz auf dich, als du von Genf zurückkehrtest.

– Hau ab!, zischte ich. – Ich habe andere Sorgen als mein Make-up und meine Frisur.

– Pardon, grinste Markus und wollte verschwinden. Aber ich rappelte mich hoch und blickte mal wieder in den Spiegel. Na ja, ich sah wirklich mies aus.

Ich war nie besonders hübsch mit meinem feinen dunkelblonden Haar und den grauen Augen. Vielleicht hat Mama deswegen begonnen, so vergiftet schneeweiße, auffrischende Krägelchen zu häkeln. Während meines Genfer Jahres zog mich dann aber Madame mal vor den Spiegel und zeigte mir ein paar einfache Tricks, um Augen und Mund zu betonen. Sie brachte mich auch zu einem Friseur, der mit meinem Haar wahre Wunder vollbrachte. Als ich damals an einem Wochenende nach Hause kam, pfiff mein Bruder zum zweiten Mal anerkennend durch die Zähne.

Das erste Mal war's, als ich meinen neuen Bikini probierte und er mich dabei überraschte.

– Mensch Nela!, rief er da, – an dir ist ja echt was dran!

Was hüllst du dich bloß immer in so weite, schlotternde Pullis! Jetzt stand er fast mitleidig hinter mir.

– Kommt schon wieder, tröstete er. Und setzte sich auf mein Bett. – Reto?, fragte er. – Der Test? Scheißwarterei, was!

Als ich nickte, packte er mich vor Verlegenheit fast grob an den Schultern.

– Es wäre eben doch möglich, nicht wahr! Ich glaube, das müssen wir einfach wissen: dass es möglich ist. Was machen wir dann, Daniela?

Wir, was machen *wir*... Er bezog sich mit ein! Das rührte mich tief. Ich war nicht allein, was immer auch geschehen würde. Da war Mama und da war Markus, mein Bruder.

Als ich später darüber nachdachte, wurde mir klar, dass Reto, vor allem Reto, dieses Gefühl brauchte: dass er nicht allein war. Auf keinen Fall auch durfte er allein sein, wenn man ihm das Resultat des Blutuntersuches mitteilen würde. Was würde er tun, sollte er erfahren, dass er HIV-positiv ist?

Es war wahnsinnig genug, dass er jetzt mit seiner ›Grippe‹ so allein war!

Am andern Tag ging ich nach Feierabend erneut zu Seilers und diesmal ließ ich mich nicht abwimmeln.

– Ich fürchte mich nicht vor der Ansteckung, behauptete ich, als Herr Seiler mich warnte. – Wenn ich so ängstlich wäre, könnte ich nicht in einem Krankenhaus arbeiten.

Reto lag in einem frisch bezogenen Bett. Er war sauber gekämmt und rasiert. Ich kannte ihn mittlerweile jedoch gut genug, um in seinen Augen lesen zu können. Und die hinter mir liegenden Tage waren so hart gewesen, dass ich selbst gespürt hatte, wie wenig billiger Trost weiterhalf. Ich setzte mich zu Reto aufs Bett und streichelte ihn.

– Sorry, dass ich erst heute komme, sagte ich. – Musste mit mir selbst zuerst einmal klar kommen. Wie geht's?

Reto zuckte mit den Schultern.

– So ziemlich verschissen, murmelte er und sah mich an, als hoffe er, ich könnte ihn von seiner Qual erlösen.

– Ich muss morgen unbedingt wieder zur Arbeit, sonst brauche ich ein ärztliches Attest, seufzte er.

– Na und? Dann lass dir doch eines von eurem Hausarzt ausstellen!, sagte ich.

Reto nagte an seiner Unterlippe und schwieg lange.

– Ich will zuerst mal das Resultat vom Test abwarten, bevor ich zum Arzt gehe, erklärte er dann. – Falls ich HIV-positiv wäre, müsste ich wohl ohnehin in ärztliche Behandlung gehen.

Vor ein paar Tagen hätte ich noch gesagt: ›Lass doch das! Du hast doch kein Aids! Du bist gesund!‹ Markus mit seinem kleinen Wörtchen ›wir‹ hatte mir gezeigt, was Reto am ehesten helfen konnte.

– Ja, sagte ich, – falls du wirklich HIV-positiv wärest, müsstest du dich von einem darauf spezialisierten Arzt behandeln lassen. Und wir würden uns den besten suchen, Reto! Selbst dann wäre nicht alles verloren: Es kommen ständig neue Medikamente auf den Markt. Eines Tages wird man den Ausbruch der Krankheit stoppen oder sich vor Aids mit einer Impfung schützen können.

Reto schloss die Augen, tastete nach meiner Hand.

– Ich bin froh, dass du da bist, sagte er. – Du schließest also die Möglichkeit, dass ich HIV-positiv sein könnte, nicht mehr aus, Daniela! Das ist gut so. Auf jeden Fall besser, als sich gegenseitig ein Theater vorspielen zu müssen.

nein doch
es darf nicht wahr sein
ich wusste es
nein doch
sie täuschen sich
glaubst du an einen gott
was jetzt
reto
daniela
ich bringe mich um
du darfst nicht
hoffnungslos
nicht den kopf verlieren nun
lass mich in ruhe
bleib bei mir
hilf mir
reto
daniela
ist das ein leben
sterben
so jung
angst
tod
halt mich fest
mir ist zum kotzen
habe ich noch eine zukunft
krankheit
allein
verachtet
aids
aids
aids

Ich brauchte gar nichts zu sagen, als ich an jenem Abend nach Hause kam. Sie sahen es mir sogleich an, als ich ins Wohnzimmer trat. Als würde man einen Film stoppen, hielten alle in ihrer Bewegung inne.

Wie gelähmt blieb ich unter der Tür stehen. Mama stand hinter dem Bügelbrett, vergaß das Dampfbügeleisen in ihrer Hand. Lilian, die mal wieder an ihren Fingernägeln geknabbert hatte, saß mit offenem Mund da. Ihre Hand bremste auf dem Weg zum Gesicht. Markus hielt im Blättern einer Zeitschrift inne. Papa wandte sich mir zu, blieb dann, zur Steinfigur erstarrt sitzen.

Und aus dem Fenster dudelte fröhliche Volksmusik.

Ich war am Nachmittag nicht ins Krankenhaus zurückgekehrt. Reto und ich hatten uns über Mittag verabredet, um in der Poliklinik anzurufen. Schweißnass drängten wir uns in eine Telefonkabine. Die Nummer. Reto las sie stammelnd vor seinem Zettel ab, obwohl er sie längst auswendig kannte. Und dann forderte ihn eine freundliche Stimme auf, persönlich vorbeizukommen... man möchte das Blut nochmals... irgendetwas nicht ganz in Ordnung – oder zu einem Vertrauensarzt...

– Wann kann ich kommen?, fragte Retto.

Eigentlich wussten wir es da bereits. Nur noch ein winziger Funke Hoffnung. Wenn es Reto passe, könne er sogleich kommen, hieß es.

– Ich komme, sagte Reto und hängte den Hörer ein.

Wir wollten es noch nicht ganz glauben, waren immerhin noch klar genug, um uns an unseren Arbeitsstellen abzumelden.

Und erwischten auch die richtige Straßenbahn, um zur Klinik zu fahren. Hielten uns wortlos an den Händen.

Reto bat mich, auf einer Bank zu warten. Ich weiß nicht, wie lange er wegblieb. Ich saß einfach da, ein Haufen von unkontrollierbaren Gefühlen und gleichzeitig stumpf, wie abgestorben. Sah dann Reto auf mich zukommen, erkannte ihn sogleich an seinem schlenkernden Gang, dem stets wirren Haarschopf. Wusste es. Begriff und begriff nicht und begriff.

Mir fehlen Stunden der Erinnerung. Was taten wir? Worüber sprachen wir? Was fühlten wir?

– Reto, deine Therapeutin, zu der du seit dem Entzug hin und wieder gehst!, fiel mir irgendwann ein.

Ein erster konkreter Vorschlag: mit jemandem reden.

Doch Reto schüttelte den Kopf.

– Sie ist fort, ich glaube, für drei Wochen. Und ich muss es hinter mich bringen, meine Eltern einweihen. Nela ... könnte ich ihnen das ersparen!

Es war bereits Abend, als wir an den Apfelblütenweg zurückkehrten. Retos Eltern waren daheim. Seine Mutter öffnete uns die Tür, warf einen kurzen Blick auf ihren kreideweißen Sohn.

– Hat er sich einen Schuss gesetzt?, fragte sie mich erschreckt und zog uns ins Haus. – Ist er nun doch rückfällig geworden!

Auch Urs tauchte auf und sah seinen Bruder wortlos an.

– Nichts mit Drogen, murmelte ich und sah, wie sich die beiden Gesichter erleichtert aufhellten. Oh, wären es Drogen gewesen! Dagegen hätte man noch und noch ankämpfen können. Eine Rettung wäre zumindest möglich gewesen.

Noch im Flur sagte Reno tonlos:

– Ich bin HIV-positiv. Habe heute das Testresultat erhalten.

Schummriges Licht über unseren Köpfen. Schatten in den Nischen. Frau Seiler drehte sich zur Wand und begann mit den Fäusten stumm auf sie einzuschlagen. Herr Seiler zog endlich Reto an sich. Nahm ihn wie ein kleines Kind in die Arme. Und dann drängte sich Urs dazwischen und schließlich auch Frau Seiler.

Vier Menschen, die sich gegenseitig stützten, schützten, wärmten. Sie merkten es nicht, als ich ging.

Bis zu unserem Haus waren es nur ein paar Schritte. Ich erinnere mich an ein Gefühl der Erleichterung, weil ich Reto geborgen innerhalb seiner Familie wusste. Ich dachte auch an die vielen, vielen Menschen, die mit einer solchen Nachricht allein bleiben mussten oder, noch schlimmer, sogar ausgestoßen wurden.

Erst als ich unsere Haustür aufstieß, brach nach diesen langen Stunden etwas in mir auf. Ich glaubte, schreien, mir alle Kleider vom Leib reißen zu müssen.

Aber ich stand nur da, unter der Tür zum Wohnzimmer. Und sie schauten mich an.

Sie begannen dann gleichzeitig zu sprechen, alle vier. Ich hörte ihre Stimmen als unverständliche Melodie, sah Mama auf mich zukommen, Lilian wild mit den Armen fuchteln, Markus den Kopf schütteln, Papa die Augen schließen. Mama presste mich in einen Sessel, massierte mir den völlig verkrampften Nacken, die schmerzenden Glieder. Markus' Gesicht war auch plötzlich ganz nah und Lilian setzte sich zu mir auf die Stuhllehne und schmiegte sich an mich. Papas Stimme schwebte von fern durch den Raum:

– Ich mache dir einen heißen Tee mit Honig, Nela!

Er hatte das nie zuvor getan.

Tage, die folgten. Ich blieb daheim. Mama hatte mich im Krankenhaus für die restliche Arbeitswoche abgemeldet. In mir waren die Tränen zu Eisklumpen gefroren. Ich hätte gerne geweint. Konnte an nichts anderes denken als an Aids. Als hätte man ein Computerprogramm abgerufen, tauchte nun alles auf, was ich jemals gelesen oder gehört hatte. Wie Blitze zuckten immer wieder neue Schreckensmeldungen über Aids durch meinen Kopf.

Bereits am folgenden Tag kam Mama mit der Nachricht, Seilers seien verreist, vom Einkaufen zurück. Alle Fensterläden wären geschlossen, das Haus wirke wie tot.

Wie tot ...

Nach einem weiteren Tag hatte sich die Nachricht von Haus zu Haus durch den ganzen Apfelblütenweg verbreitet: Reto Seiler ist HIV-positiv.

Erst später habe ich erfahren, dass Frau Seiler selbst vor ihrer Abreise ihre Nachbarn informiert hatte. Es muss sie viel Mut, viel Selbstüberwindung gekostet haben. Vielleicht aber hat sie auch gedacht: Was haben wir noch zu verlieren, was kann jetzt noch schlimmer sein!

Retos fast fluchtartige Abreise gab mir Zeit für mich selbst. In diesen ersten Tagen hätte ich kaum die Kraft gehabt, sein Leid mitzutragen. Ich lag bloß herum und ließ mich treiben, sprach mit niemandem. Seltsamerweise konnte ich jetzt, nach den Tagen der Ungewissheit, schlafen. Tief, fast wie unter Narkose, schlief ich nachts, und auch tagsüber fiel ich oft in Schlaf. Während der gemeinsamen Mahlzeiten sprach vorerst keiner über Reto. Erst am vierten Tag legte Lilian plötzlich Messer und Gabel auf den Teller zurück und sagte fast weinerlich ins Schweigen hinein:

– Aber es gibt doch noch anderes als Aids! Ich meine, wir können jetzt doch nicht weiterleben und nur noch an Aids denken!

Als hätte sie mit ihren Worten einen Bann gebrochen, reden alle los.

– Ich finde auch, du solltest nun dein Leben in die Hand nehmen, Daniela!, fand Papa. – Die Situation scheint ja klar zu sein, du weißt hoffentlich, was du zu tun hast!

– Wir werden heute Nachmittag zusammen überlegen, was wir nun machen wollen, meinte Mama sachlich.

– HIV-positiv heißt ja schließlich nicht, dass Reto bereits an Aids erkrankt ist, nicht wahr, sagte Markus. – Das bedeutet lediglich, dass Reto irgendwann mit dem Virus in Kontakt gekommen ist und es kann Jahre dauern, bis er krank wird. Wer weiß, ob in diesen Jahren nicht ein wirksames Medikament gefunden wird!

– Er sieht doch gesund aus!, versuchte auch Lilian mich zu trösten. – Vielleicht haben sie sich im Labor geirrt!

Hoffnungsvoll sah sie in die Runde. Und Papa fuhr hoch:

– Für die Kleine ist dieses Thema nichts! Verdammt, seit Wochen spuken nur noch Krankheit und Tod in unsern Köpfen herum! Bei allem Verständnis für deine Lage, Daniela: Es ist Zeit, dass du unter das Kapitel Reto Seiler einen Schlusspunkt setzt!

– Du bist nicht bei Trost!, schrie Markus. – Das kann doch nicht dein Ernst sein, Reto ausgerechnet jetzt fallen zu lassen!

– Bruno, wirklich ..., seufzte Mama.

– Darf ich Reto nun nicht mehr die Hand reichen?, wollte Lilian wissen.

– Zum Teufel mit euch! Bettet ihn doch gleich in unsere Stube! Füttert und verpäppelt ihn! Steckt euch alle an!, zischte Papa. Und damit hatte er das ›Gespräch‹ abgeschlossen. Brüsk schob er seinen Stuhl zurück und verschwand türknallend.

– Ich will mich aber nicht anstecken!, jammerte Lilian verschreckt.

– Das kannst du auch nicht, beruhigte sie Mama. Und

fügte dann etwas verlegen hinzu: – Ihr habt doch in der Schule gehört, wie der Ansteckungsweg ist. Bei gewöhnlichen, alltäglichen Kontakten kann man sich nicht infizieren. Papa scheint das auch vergessen zu haben.

– Hat man eigentlich bereits festgestellt, ob Reto schon krank ist oder eben erst HIV-positiv?, fragte Markus.

– Man weiß noch nichts Näheres, murmelte ich. – Ich vermute, man wird in den nächsten Tagen genauere Untersuchungen machen. Es gibt ja verschiedene Stadien bis zum Vollbild Aids. Ob Reto bereits in einem dieser ersten Stadien ist, weiß man noch nicht.

Ich dachte an seine geschwollenen Lymphdrüsen, an seine kürzliche Darmgrippe, die so schlecht ausheilen wollte, und verstummte. Nur nicht weiterdenken!

Als Markus und Lilian zur Schule gingen, setzte sich Mama mit einem Schreibblock zu mir.

– So, Daniela, sagte sie, – jetzt mal ran ans heiße Eisen. Nichts wird besser, wenn man es wegzuschieben versucht. Nun legen wir uns mal Punkt für Punkt fest, was zu machen und was zu verhindern ist. Was wichtig ist, was warten kann. Nach dem ersten Schock musst du nun wieder aus der Unterwelt auftauchen. Es ist sinnlos, auf Wunder zu warten.

– Ach, Mama, meinte ich müde, – von einem Wunder brauchen wir schon gar nicht zu sprechen. Da gibt's wohl nur die knallharte Wirklichkeit.

Mama schüttelte den Kopf.

– Glaub mir, hinter manchen so genannten Wundern stecken oft unzählige kleine Arbeitsschritte. Und eine echte, starke Hoffnung gibt auch Kraft. Alles, was menschenmöglich ist, wollen wir tun. Und vielleicht hilft uns dann der liebe Gott oder wie immer man diese höhere Macht nennen mag, weiter.

Mama, meine liebe kleine Mama in ihrer ewigen Kleiderschürze. Mama, die bis vor wenigen Monaten bloß demütig ›wie du meinst‹, ›ja‹, ›du hast Recht‹ zu Papa gesagt hatte ... wusste sie überhaupt, was sie tat, was sie riskierte?

– Und Papa?, fragte ich deshalb vorsichtig. – Du hast ja gehört, was er gesagt hat!

– Ach, Kind, ja ... und Papa ... Ich weiß wirklich nicht, wie das weitergehen wird. Vielleicht braucht er nur Zeit, bis er einsieht, wie unmenschlich seine Haltung ist. Aber das soll nun nicht auch noch deine Sorge sein!

Sie gab sich einen Ruck und griff nach dem Block.

– Als Allererstes und Wichtigstes, Daniela: Such immer Hilfe, wenn du Hilfe brauchst. Egal bei wem, bei der Aidshilfe, einem Arzt, einem Pfarrer, deiner Oberschwester oder selbstverständlich bei mir: Vertraue jemandem deine Probleme an. Und ich fürchte, es werden Probleme kommen für dich.

Mit ihrer sorgfältigen, verschnörkelten Schrift malte sie eine Eins auf den Block und schrieb dazu: Immer Hilfe suchen bei Bedarf.

Es tat mir wohl, ganz konkret Probleme anzugehen, dieses Gespenst aus dem Hinterhalt zu locken. Nicht bloß erschöpft und voller Angst und Abwehrt warten zu müssen, sondern aktiv etwas tun zu können, auch wenn's nur das Schreiben einer Liste war. Punkt zwei war: Dass *mein* Leben trotz dieser riesigen Problematik weitergehen musste. Dass ich weiterhin in meine wöchentliche Turnstunde gehen und trotz allem den zweiten Versuch für die Aufnahmeprüfung (in ein paar Tagen stand sie bereits bevor!) machen würde. Auch meine Kolleginnen wollte ich nicht vergessen und hin und wieder etwas mit ihnen unternehmen.

– Du wirst dich vielleicht zuweilen zwingen müssen, sagte Mama. Wie Recht sie hatte, erfuhr ich erst nach und nach.

Mehr als zwei Stunden lang saßen wir über unserer Liste, suchten wichtige Telefonnummern, die ich vermutlich brauchen würde, heraus, an oberster Stelle diejenige von der Aidshilfe unserer Stadt.

– Ich kann doch nicht anrufen, überlegte ich. – Ich bin ja nicht selbst betroffen! Das müsste wohl Reto tun!

Doch Mama fand, nicht nur der Aidskranke sei Betroffener, sondern auch Angehörige und Freunde. Und somit hätten wir sicherlich ein Recht, die Aidshilfe in Anspruch zu nehmen.

Als wir Lilians Stimme im Vorgarten hörten, legten wir unsere Liste beiseite.

– Übrigens: Morgen wirst du wieder arbeiten gehen, Daniela. Dieses Herumhängen hat nun ein Ende. Wie ich gehört habe, werden Seilers am Sonntag zurückkehren. Sie haben sich in ihre Ferienwohnung nach Fidaz geflüchtet, um während der ersten Tage nicht dauernd gestört zu werden.

Ich zuckte zusammen. Reto würde heimkommen. Wir würden uns wieder begegnen. Wie sollte ich das nur schaffen!

– Er hat mal angerufen, aber du hast geschlafen, erzählte Mama. – Seine Stimme klang ruhig und sachlich. Er wollte nicht, dass ich dich aufwecke.

– Hat er sonst noch etwas gesagt?, fragte ich.

Mama sah mich nachdenklich an.

– Ach, Kind, murmelte sie. – In was bist du da hineingerutscht! Ja, Reto hat mich offen gefragt, ob ich etwas dagegen habe, wenn er sich nach seiner Rückkehr bei dir melden würde.

– Und, was hast du geantwortet?

– Natürlich nicht!, sagte Mama. – Denkst du, ich wolle ihm das Haus verbieten?

Und dann stürmte Lilian herein, schmiss den Turnsack in eine Ecke und ärgerte sich lautstark über ihre Handarbeitslehrerin und ich zwang mich, ihr zuzuhören, für einmal wieder etwas anderem Raum zu geben in meiner Seele.

Die Bewohner vom Apfelblütenweg … schon Retos Drogenproblem hatte sie in zwei Lager geteilt. Jetzt aber kam noch ein neuer Faktor hinzu: die Angst um die eigene Haut. Unsicherheit, wie man dieser Krankheit begegnen konnte. So vieles hatte man bereits gehört und gelesen, so viele widersprüchliche Meldungen rund um Aids jagten sich. Selbst Ärzte schienen sich nicht ganz einig zu sein. Man glaubte, alles zu wissen, und wusste eigentlich doch nichts. Der Ansteckungsweg war zwar bekannt. Aber war es wirklich ausgeschlossen, dass man sich bei einer bloßen Berührung wie etwa einem Handschlag anstecken konnte? Kam's vielleicht nicht doch zuweilen vor, dass das Virus auf dem Luftweg – durch Niesen, Husten und dergleichen – in die eigene Blutbahn geriet?

Frau Zuber wollte in einem Sensationsblatt gelesen haben, dass sich ein Kind beim Verwenden der Zahnbürste seines aidskranken Bruders angesteckt hatte.

Fankhausers betonten, dass sie von nun an die Türfallen von Gartentor und Haustür desinfizieren würden. Man wisse ja nie …

Jeder hatte irgendwo irgendetwas gelesen oder gehört und erzählte es weiter. Innert Stunden breiteten sich wie Fegfeuer Gerüchte aus. Gränichers behaupteten, aus sicherer Quelle zu wissen, dass Reto von seinem Lehrmeister bereits entlassen worden sei.

Und auch mich sah man mit andern Augen an. Kaum verhaltene Neugier las ich in ihnen. Aber nicht nur das, sondern auch Vorsicht. Man hielt Abstand, kam mir nicht zu nahe. Während dieser ersten Tage bekam ich eine leise Ahnung, was Reto nach seiner Rückkehr erwarten würde. Offenbar wurden hitzige Diskussionen geführt. In der Bäckerei standen die Frauen zusammen und berieten sich. Vor dem Postbüro sah man abends Männer stehen und mit ernsten Gesichtern Retos Fall besprechen. Mein Vater war beileibe nicht der Einzige, der seinen Kindern den Umgang mit Reto verbot.

Doch es gab auch ein paar erfreuliche Reaktionen:

Frau Geiger kaufte sich ein Sachbuch über Aids und informierte sich von Grund auf über diese Krankheit. Und als ich einmal durch die Straße ging, hielt mich die unscheinbare Frau Müller auf.

– Daniela, sagte sie, – falls Seilers Hilfe brauchen sollten, können sie auf mich zählen. Richte ihnen dies bitte aus. Ich war früher nämlich in der Hauspflege tätig.

Die meisten kamen nicht damit zurecht, dass HIV-positiv durchaus nicht bedeutete, dass Reto an Aids erkrankt war. Vorerst war ja erst erwiesen, dass Retos Blut Abwehrkörper gegen das Virus gebildet hatte. Jahre konnten vergehen, bevor sich das Virus derart zu vermehren begann, dass jegliche körpereigene Abwehrkraft zusammenbrechen würde. Wenn dies überhaupt irgendwann geschehen würde! Noch war's ja nicht ganz sicher, ob jeder HIV-Infizierte früher oder später erkranken würde.

Falls Reto also noch nicht an Aids erkrankt war, und dies würde sich bei den folgenden Untersuchungen feststellen lassen, bestand die Möglichkeit, dass er noch Jahre völlig gesund und symptomlos leben konnte.

Ein Wettlauf mit der Zeit. Tausende und Abertausende Infizierter hofften, dass in dieser Zeitspanne ihres Lebens ein Medikament gegen Aids entwickelt würde.

Bis Reto und seine Familie an den Apfelblütenweg zurückkehrten, hatten sich die meisten entschieden, ob ihre Haustür für Seilers offen stehen oder verriegelt würde. Dies ging nicht in allen Häusern kampflos zu, weil sich die einzelnen Familienmitglieder oft nicht einigen konnten: Die einen wollten sich mit Reto solidarisch zeigen, die andern lehnten ihn kategorisch ab.

Und das war – leider – die Mehrheit.

– Wir wollen mal diejenigen sehen, die Reto helfen werden, sagte Mama. – Die andern ignorieren wir einfach.

Doch sie vergaß dabei völlig, dass wir mit dieser Haltung auch Papa hätten ignorieren müssen.

November. Ich stelle den Mantelkragen hoch. Es ist kalt und grau. Der Wind fegt durch die Straßen, wirbelt Laub hoch. Die Bäume der Allee stehen wie in Blei gegossen da.

Eine Woche lang haben Reto und ich uns nicht gesehen. Jetzt sitzt er wartend im Café Sombra. Er hat sich, abgesondert von den plaudernden Menschen, an einen kleinen Ecktisch gesetzt. Sein Gesicht wirkt wächsern. Wie ich ihn hastig berühre, bin ich überrascht, wie heiß sich seine Haut anfühlt. Ich muss mich bemühen, nicht zurückzuzucken.

Ich muss mich bemühen.

Mich bemühen.

Auch zum zwischen uns üblichen Begrüßungskuss muss ich mich zwingen. Selbst in mir, der medizinisch so halbwegs Erfahrenen, lauert Unsicherheit. Angst. Eine Tonne von Vorurteilen.

Wie ich mich ihm gegenübersetze, ertappe ich mich sogar,

dass ich mit meiner Zunge über die von der Kälte gesprungenen Lippen taste. Nirgendwo eine offene Wunde? Und dann ein Blick auf meine Hände. Nirgendwo ein Kratzer, kleine Risse im Nagelbett? Bekanntlich dringt das Aidsvirus ja via Blutbahn in den Körper ein. Großer Gott. Doch dann sehe ich in Retos Augen. Und mein Panzer bricht auf. Über den Tisch greife ich nach seinen Händen, ziehe sie zu mir. Sie sind feucht und heiß.

Wie hat er die letzten Tage verlebt? Mit was für Qualen und Ängsten hat er sich herumgeschlagen? Wir sprechen über den Betroffenen, er aber *ist* der Betroffene!

Hastig trinke ich meinen Tee, höre das peinliche Glucksen in meiner Kehle. Der Heizkörper neben mir stellt jäh sein Knacken und Zischen ein. Das Plaudern der anderen Gäste ist ein fernes Wellenrauschen, das an unsere Insel spült.

Retos Stimme: – Ich weiß nicht, ob ich dir alles, was nun kommen wird, zumuten darf. Versprich mir, nie aus Mitleid bei mir zu bleiben, Daniela!

Und: – Morgen muss ich wieder in die Klinik. Meine Eltern werden mich begleiten. Man wird mich von Kopf bis Fuß untersuchen und wir können mit den Ärzten besprechen, wie wir weiter vorzugehen haben.

Reto redet beherrscht.

Plötzlich aber stößt er mit einer in tausend Stücke geborstenen Stimme heraus: – Ich will nicht sterben, Nela! Nicht jetzt, wo ich endlich meinen Weg gefunden habe, im Beruf, mit dir!

Er entzieht mir seine Hände und verbirgt sein Gesicht in ihnen. Hilflosigkeit überrollt mich. Bin ich diesem Schmerz gewachsen? Habe ich genug Kraft und kann Reto begleiten?

Doch Reto hat sich bereits wieder gefasst.

– Entschuldige, murmelte er. Schüttelt über sich selbst den

Kopf. Was ist mit mir los? Weshalb nehme ich ihn nicht spontan in die Arme? Es ist doch Reto, der mir gegenübersitzt! Derselbe Mensch wie noch vor einer Woche! Weshalb rede ich nicht drauflos und erzähle, was mir durch den Kopf schießt, weshalb überlege ich mir zuerst, was ich sagen soll?

Mama hat Recht: Auch ich brauche Hilfe. Das Wort Aids bringt mich nicht nur um meinen Verstand, es raubt mir auch mein Gefühl.

Reto beginnt schließlich zu reden, berichtet von den vergangenen Tagen, wie der Vater nach dem ersten Schock den Entschluss gefasst hatte, sich in der Ruhe und Stille mit der ungewissen Zukunft auseinander zu setzen, wie sie alle nach Fidaz fuhren, stumm, jeder in seine eigenen Gedanken versunken.

Ich klammere mich an das Wort ›Zukunft‹. Hier hake ich ein. – ... und du hast wirklich eine Zukunft, Reto! Niemand weiß, wie lange er leben wird. Ob er nicht morgen schon tödlich verunglückt oder schwer krank wird. Wir alle müssen mit dieser Ungewissheit leben!

Aber ich spüre selbst, dass dies für Reto leere Worte sind. Sie stimmen – und stimmen gleichzeitig nicht. In *seiner* Zukunft liegt schon sehr viel Wissen um die Begrenztheit seiner Lebenszeit. Trotzdem fahre ich weiter:

– In sämtlichen Labors der Welt wird an einem wirksamen Medikament, einem Impfstoff gegen Aids gearbeitet. Irgendwann wird man euch helfen können!

Euch! Ich schiebe ihn bereits in eine Gruppe, zu der ich mich nicht zugehörig fühle! Doch Reto scheint dies nicht zu bemerken.

– Ich weiß, ich weiß, sagt er schwer atmend. – Ich muss bloß überleben, bis man Medikamente gefunden hat. Eine Frage der Zeit, für mich ist alles plötzlich eine Frage der Zeit.

Und ich erzähle ihm, was ich im Krankenhaus aufgeschnappt habe: vom Medikament AZT, mit dem man den Verlauf der Krankheit Aids bereits verzögern könne. Von neuesten Versuchen in Amerika mit einem Impfstoff. Ich höre meine eigene Stimme, wie sie aufmunternd klingt. So sprechen zuweilen Krankenschwestern zu Schwerstkranken ... ich könnte über mich selbst kotzen. Doch Retos Augen hängen glänzend an mir. Er will, dass ich von seiner Zukunft spreche, er will hoffen dürfen.

Beim Nachhausegehen legt er nach kurzem Zögern den Arm um mich, fragt sogar: – Darf ich?

Schütteln müsste ich ihn nun und mich erst recht an ihn schmiegen. Aber meine Schultern versteifen sich unter dem Gewicht seines Armes und vor unserem Haus schlüpfe ich hastig durch das Gartentor und winke ihm von dort verkrampft lächelnd zu.

Tage. Wochen. Ein Familienleben. Ein Aidsleben.

Den Termin meiner Aufnahmeprüfung hatte ich nicht eingehalten. Ich war schlichtweg nicht fähig, mich dieser Prüfung zu stellen, obwohl Papa und Mama mich dazu drängten.

– Das Leben geht weiter!, sagte Mama immer wieder. – Du musst dich zwingen, dein Leben weiterzuführen! Denk an unsere Liste, Punkt zwei!

Ach ja, die Liste ... sie hing in meinem Zimmer über dem Bett und Mama hatte Verschiedenes mit Leuchtfarbe unterstrichen. Ich sah sie mir auch immer mal wieder an, dachte allerdings beim Lesen mit bitterer Ironie: Papier ist geduldig!

Kam's denn drauf an, ob ich nun ein halbes Jahr früher oder später in die Schwesternschule eintreten würde? Kam's auf etwas so Unwichtiges an? Zudem machte Marian, meine neue Freundin, die auch als Spitalgehilfin arbeitete, ebenfalls erst im Frühling die Aufnahmeprüfung. Wenn wir diese beide bestehen würden, kämen wir im folgenden Herbst in dieselbe Klasse!

Dies war das einzige Argument, das Mama akzeptierte. Vermutlich dachte sie, dass ihre Tochter eine zuverlässige Freundin dringend nötig hatte.

Das Leben ging wirklich weiter. Manchmal rasten Stunden an mir vorbei, ohne Spuren zu hinterlassen. Dann wieder sickerten selbst Minuten zähflüssig dahin und dehnten sich zu kleinen Ewigkeiten.

Auch Reto ging wieder zur Arbeit, und dies, obwohl das Ergebnis der gründlichen Untersuchungen an der Universitätsklinik niederschmetternd lautete: Man musste annehmen, dass Aids, in einem Anfangsstadium zwar erst, bereits ausgebrochen war. Es ging nun darum, Retos Widerstandskräfte zu mobilisieren, damit die Krankheit nicht fortschritt.

– ... wie wenn einen ein Raubtier anfallen würde!, versuchte Reto seine Gefühle zu beschreiben. Aber er hatte zu kämpfen begonnen. Von einem Tag auf den andern hörte er zu rauchen auf, er aß möglichst gesund und vitaminreich und trieb mäßig Sport. Auch zu seiner Therapeutin ging er wieder regelmäßig. Bei ihr brauchte er nicht auf Gefühle Rücksicht zu nehmen wie bei Angehörigen und Freunden und konnte deshalb ungehemmt erzählen, was ihn bewegte.

– Ich will gesund bleiben, verdammt noch mal!, sagte er immer wieder heftig.

Und der Wille versetzt bekanntlich Berge.

Wir sahen uns fast täglich, Reto und ich. Als hätten wir dies verabredet, rührten wir einander jedoch nicht mehr an.

Und wir bemühten uns, nicht dauernd von Krankheit und

Tod zu sprechen. Möglichst lustig schilderte ich irgendwelche Begebenheiten und Reto versuchte dasselbe. Wie von einem Schatten wurde aber jedes Wiedersehen begleitet: Das Gespenst Aids lauerte im Hintergrund. Wartete geduldig auf eine Angriffsmöglichkeit. Und früher oder später schaffte es dies: Plötzlich verstummte einer von uns, hatte den Faden zum soeben Gesprochenen verloren. Wir gingen nicht mehr frei und unbekümmert miteinander um, schauten einander nicht mehr verliebt in die Augen. Oft ertappte ich mich, wie ich krampfhaft nach unverfänglichen Gesprächsthemen suchte.

Ach, es waren mühselige Tage. Fast überrascht nahm ich wahr, dass offenbar Weihnachten nahte. Am Apfelblütenweg entstand ein Wetteifern, wer seine Haustür am schönsten schmückte. Tannenreisig, Lorbeerblätter, Tannenzapfen und bunte Kugeln wurden an den Haustüren befestigt. Auch Seilers hängten Mistelzweige und Strohsterne auf.

Man hätte meinen können, die Welt sei in Ordnung.

Dabei war nichts in Ordnung, nichts! Das Fest der Liebe schloss Aidskranke offensichtlich aus: Es gab Leute, die ihre Kinder ins Haus riefen, wenn Reto durch die Straße ging, und diejenigen, die mit ihm plauderten oder gar die Hand zum Gruß reichten, konnte man an den Fingern zählen.

Auch im Krankenhaus bei der Arbeit fühlte ich mich nicht wohl. Glücklicherweise gab's Marian! Ihr gelang es hin und wieder, mich abzulenken. Schwester Klara schien nämlich ärgerlich zu sein. Ein paar Tage nach dem verpassten Prüfungstermin hatte sie mich rufen lassen.

– Das ist keine Art, Daniela!, sagte sie kühl. – Zumindest hättest du dich abmelden müssen! Man meldet sich doch nicht an eine Aufnahmeprüfung an und erscheint dann einfach nicht! Ich habe erst heute erfahren, dass du nicht an der Prüfung teilgenommen hast. Das wirft ein schlechtes Licht auf deine Arbeitsmoral!

Sie hatte Recht, ich hatte vergessen, mich abzumelden, so unwichtig kam's mir vor, ob ich nun ein halbes Jahr früher oder später mit der Schwesternschule beginnen würde. Was wusste Schwester Klara, wie egal mir das zur Zeit war! Alles, alles war mir im Grunde genommen egal, außer, wie es mit Retos Gesundheitszustand weitergehen würde.

Das Wort ›Arbeitsmoral‹ machte mich wütend. Schließlich hatte ich monatelang bewiesen, wie sehr ich mich für meine Arbeit einsetzen konnte.

Bockig stand ich da und brachte kein Wort der Entschuldigung hervor. Selbst als Schwester Klara nach dem ersten Ärger fragte:

– Hast du irgendwelche Probleme mit deinem Freund?, schüttelte ich stumm den Kopf. Nur nicht über Aids sprechen jetzt. Nicht noch mehr moralische Werturteile hören müssen, nachdem Papa solche schon dauernd fallen ließ. Und eben: auch etliche andere Bewohner vom Apfelblütenweg. Beim Einkaufen in den nahen Geschäften hatte ich bereits öfters gehört, wie man Retos Krankheit als ›Strafe Gottes‹ betrachtete, hinter ihm sogar so einen ›schwulen Kerl‹ vermutete oder fand, Aids sei nun mal die logische Folge seiner Fixerzeit. Er hätte dies ja verhindern können.

Es gab kein Entrinnen, kein Entkommen: Auch im Alltag begleitete mich Aids still, zäh, hartnäckig. Bereits im Bus schaute ich mich um: Ob einer von ihnen HIV-positiv ist?, fragte ich mich. Wenn ich durch die Straßen ging, blieb ich jäh stehen, versuchte die ›Gezeichneten‹ zu erkennen. Du? Oder du? Magisch wurden meine Augen angezogen, wo immer es etwas über Aids zu lesen gab. Im Krankenhaus bekam ich Schweißausbrüche, wenn ich auf einer Patientenkarte den roten Vermerk ›HIV-positiv‹ las. Immer mehr verengte sich meine Welt. Es kostete mich unwahrscheinlich viel Kraft, den Alltag zu bewältigen, meine Arbeit konzentriert auszuführen. Die Schwestern sahen mich oft kopfschüttelnd an. – Was ist nur los mit dir? Alles muss man dir dreimal sagen! Früher warst du doch so zuverlässig!

Eines Tages hielt mich Oberschwester Klara an der Schürze fest, als ich an ihr vorbeihuschen wollte.

– Ich möchte mit dir sprechen, sagte sie kurz und mit einer Stimme, die keinen Widerspruch duldete.

Na ja, so saß ich dann wenig später erneut in ihrem Büro und suchte verzweifelt nach irgendwelchen Erklärungen wegen meiner ›mangelnden Arbeitsmoral‹.

– Wie steht's, macht dir die Arbeit keinen Spaß mehr?, fragte die Oberschwester dann auch prompt. – Möchtest du vielleicht lieber einen andern Beruf ergreifen? Dann dürft es kaum noch viel Sinn haben, in einem Spital zu arbeiten! Du scheinst den Kopf nicht mehr bei der Sache zu haben!

– Nein, bei ›der Sache‹ wirklich nicht!, hörte ich mich zu meinem eigenen Schrecken antworten. – Aber bei Menschen!

Schwester Klara warf mir einen langen Blick zu, meinte dann: – Sieh, Daniela, nach all den Jahren hier auf der Abteilung habe ich doch noch nicht gelernt, in Menschen hineinzusehen. Du musst mir also schon erklären, was du meinst.

Da sagte ich es ihr. Alles. Was war. Was ist. Die Reaktion der Umwelt. Die Zukunft. Der Wettlauf mit der Zeit. Mein Vater. Die Angst. Alles sagte ich, stieß es hervor, rang mir Worte ab, die früher mühelos geflossen waren.

Sie schwieg dann lange, sah auf den Tisch nieder. Ergriff einen Bleistift und kaute wie ein kleines Mädchen darauf herum. Stand auf, trat hinter mich und legte mir ihre Hand auf die Schulter.

– Hast du mit ihm mal geschlafen?, fragte sie sachlich.

Ich schüttelte den Kopf und hörte, wie sie aufatmete.

– Versprich mir: Wenn du's tun willst, dann nur mit Präservativ! Einmal ohne wäre bereits einmal zu viel! Aber das weißt du ja, nicht wahr!

Und ob ich das wusste. Aber: Ich dachte ja nicht mal mehr daran! Das Verlangen nach Retos Nähe hatte sich in Luft aufgelöst. Mit der Oberschwester über sexuelle Bedürfnisse oder Abneigungen sprechen wollte ich jedoch nicht. Und ebenso wenig mochte ich ihr von der familiären Situation erzählen. Von meinem Vater, der entweder schwieg oder aber zynische Bemerkungen fallen ließ. Von meiner Mutter, die sich aufrieb zwischen ihm und mir und bemüht war, das Gleichgewicht in der Familie zu bewahren.

Von Markus, der auch nicht so recht wusste, wie er mit mir umgehen sollte und, um seine Unsicherheit zu überdecken, großkotzige Sprüche machte. Von Lilian, die wie ein Schmetterling zwischen Papa und Mama, Papa und mir, Papa und Markus hin und her flatterte, ständig nervöser wurde und wegen jedem Kohl in Tränen ausbrach. Die ganze Situation im Haus war verschissen. Und von der Situation außerhalb des Hauses war ohnehin nicht zu reden.

Schwester Klara kramte in ihrer Schublade, zog schließlich ein gelbes Flugblatt hervor. Ich warf einen Blick darauf: Aidshilfe Zürich, las ich.

– Da rufst du jetzt an, sagte sie entschieden. – Ich lasse dich für ein paar Minuten allein. Wenn ich zurückkomme, hast du einen Termin für ein Gespräch abgemacht. Du brauchst fachkundige Hilfe, Daniela! Aller Trost von mir nützt dir nichts.

Sie reichte mir den Telefonhörer über den Tisch und meinte: – Du kannst auch während der Arbeitszeit mal hingehen. Wir werden sicher jemanden finden, der dich vertritt.

Und damit ging sie aus dem Zimmer und ich saß mit dem Flugblatt in der einen und dem Telefonhörer in der andern Hand da. Mein Herz klopfte zum Zerspringen, als ich die Nummer einstellte. Es war mir, als wäre dies der letzte Schritt zur bitteren Wahrheit. Solange ich alles in mir verschlossen hatte, höchstens am Apfelblütenweg damit konfrontiert worden war, konnte ich mir wenigstens zeitweise einbilden, irgendwann würde sich Retos Krankheit als Fehldiagnose erweisen. Als böser Traum.

Jetzt aber war ich zum ersten Mal aus meinem Kreis herausgetreten.

Eine weibliche Stimme meldete sich.

– Kann ich mal vorbeikommen?, platzte ich heraus. – Mein Freund hat Aids. Ich weiß nicht mehr weiter!

Ich bekam bereits für den folgenden Tag einen Termin.

– Oder wär dir lieber noch heute?, fragte mich die Unbekannte.

– Morgen, sagte ich, – morgen. 14 Uhr.

Sie hatte nicht mal nach meinem Namen gefragt, ging's mir durch den Kopf, als ich den Hörer auflegte.

Oberschwester Klara kehrte wenig später zurück und schien erleichtert, dass ich mich bei der Aidshilfe angemeldet hatte.

– Das wird dir gut tun, sagte sie. – Und ich habe gerade auf dem Plan nachgesehen: Du hast nächstens deine Freitage. Auch über Weihnachten musst du vier Tage lang nicht arbeiten. Versuch, auf die Erde zurückzukehren, Daniela.

Man kann nicht nur geben, man muss auch nehmen lernen. Lass dich nicht aushöhlen, auffressen. Tank wieder auf und mach dir hin und wieder selber eine Freude. Besinn dich auf kleine Alltagsfreuden, auf ein heißes Bad vor dem Schlafen. Auf schöne Musik oder einen guten Film!

Sie begleitete mich auf die Abteilung zurück, verschwand noch kurz im Stationszimmer.

Vielleicht hatte sie die andern Schwestern informiert über die schwierige Situation, in der sich die Spitalgehilfin Daniela Bach befand. Sie wurden wieder freundlicher mit mir, geduldiger.

Als ich an diesem Abend nach Hause fuhr, fielen mir erstmals die funkelnden Lichtgirlanden über den Straßen auf.

Bald war Weihnachten. Kein einziges Geschenk hatte ich bis jetzt gekauft. An meinem nächsten freien Tag würde ich mich zu einem Stadtbummel aufraffen, beschloss ich.

Seit Wochen war dies die erste Überlegung, die nichts mit Aids zu tun hatte.

Turbinenstraße zehn. Eines der letzten alten Häuser inmitten des Industrieviertels. Ein paar Sträucher, die ihre nackten Äste in die schlechte Luft recken. Eine Birke. Früher stand dieses Haus wohl mitten im Grünen, jetzt karren Laster daran vorbei, Kaminschlote stoßen Dampfwolken aus. Bald würde ein Bagger seine Schaufeln in die Hausmauern schlagen, ein neues Fabrikmonster seinen Platz einnehmen.

Vorläufig aber war dieses Haus noch Ziel Verzweifelter. Anlaufpunkt, Hafen. HIV-Positive, bereits Erkrankte, Angehörige, Verängstigte, Verunsicherte – so viele suchten hier Hilfe.

Als ich auf die Klingel drückte, war mir sehr mulmig zu

Mute. Beklommen hängte ich meinen Mantel an einen Haken, sah mir die Plakate an den Wänden an. Aids – auf jedem stand dieses Wort. Eine blutige Spur durch den ganzen Raum.

Ich wurde in ein Zimmer geführt. Eine junge Frau saß hinter einem überladenen Schreibtisch und stellte sich mir vor.

– Ich bin Trix, Psychologin der Aidshilfe. Du hast gestern mit mir gesprochen.

Sie fragte nicht nach meinen Personalien, wie ich gefürchtet hatte, ich brauchte auch kein Formular auszufüllen. Trix sah mich einfach nur freundlich an und wartete, bis ich von mir aus zu sprechen begann. Und ich, die auf der Fahrt hierher noch nach Worten und Sätzen gesucht hatte, begann zu reden. Die Worte kullerten, rollten, flossen aus mir, sie überschlugen sich – ich verlor jegliche Kontrolle über mich, spürte nur, wie es mir leichter wurde, glaubte dieses Leichterwerden körperlich wahrnehmen zu können, als ob ich Kilos verdauen, Liter ausschwitzen würde. Offenbar hatten die letzten Monate Zentner gewogen ... Ich erzählte von unserm Umzug an den Apfelblütenweg, von Reto, den ich dort kennen gelernt hatte, seine Drogenvergangenheit. Wie ich jeden Gedanken an Aids verdrängt hatte, obwohl Reto doch zu einer Risikogruppe gehörte. Alles, alles, spuckte ich aus.

Fast erschöpft schwieg ich endlich. Auch Trix blieb still, ließ mir Zeit, mich zu fassen. Erst, als ich den Kopf hob und sie fragend ansah, begann sie zu sprechen.

– Danke für dein Vertrauen!, sagte sie. Und fuhr dann sogleich weiter: – Ich bin froh, dass du gekommen bist. Es ist wichtig, dass ihr nun gezielt Hilfe sucht. Dafür gibt's ja die Aidshilfe: Wir vermitteln Hilfe, suchen mit Betroffenen zusammen Wege, die ihre Situation erleichtern. Für dich fällt mir als Erstes spontan ein: Du brauchst einen Ort, wo du dich jederzeit aussprechen kannst. Wo du abladen darfst, was dich bedrückt, und zwar ohne Rücksicht auf die Gefühle des Gesprächspartners nehmen zu müssen. Ich werde dir die Adressen von Psychologinnen geben, die eng mit uns zusammenarbeiten und sich deshalb in Sachen Aids auskennen. Ich glaube, es wäre für dich gut, du könntest regelmäßig mit einer Therapeutin sprechen, wie Reto dies offenbar tut. Falls er selber mal zu uns kommen möchte: Es arbeiten Sozialarbeiter hier. Er kann also auch mit einem Mann reden, wenn ihm das lieber ist.

Ich atmete tief auf. Hier war ein Mensch, der begriff und keine Werturteile fällte. Trix war bereit, auf die Situation einzugehen, so, wie sie nun mal war.

– Da brennt mir aber noch etwas anderes auf der Zunge, sagte sie nun. – Du hast von einer Risikogruppe gesprochen, zu der Reto als ehemaliger Fixer gehört. Entschuldige, aber ich kann dieses Wort nicht mehr hören. Eine so genannte Risikogruppe gibt's längst nicht mehr. Aids sucht sich seine Opfer überall, in sämtlichen Menschengruppen. Es gilt einfach für uns alle: Um ein Risiko auszuschließen, muss man heutzutage ein Präservativ benutzen, wenn man sich auf flüchtige sexuelle Abenteuer … außerhalb einer festen Partnerschaft einlässt. Nur einmal Liebe ohne Präservativ kann bereits einmal zu viel sein. Muss nicht, aber kann! Falls es Gewissheit haben möchte, kann ein Paar später immer noch einen HIV-Test machen lassen. Aids ist kein Schicksal mehr. Wir wissen ja, wie sich diese furchtbare Krankheit verhindern lässt. Denk aber nie, nur ein Fixer oder ein Homosexueller, eine Dirne oder einer, der andauernd die Partner wechselt, sei gefährdet. Aids geht alle an, egal, welches Geschlecht, welche Hautfarbe sie haben, welches Privatleben sie führen! So, das musste ich rasch loswerden!

Ich seufzte. Also allen misstrauen, überlegte ich. Und dachte dann: Aber eigentlich ist's ja eine Kleinigkeit, einen Pariser zu benützen, wenn so viel auf dem Spiel steht!

– Wir könnten euch auch mit andern Betroffenen bekannt machen, schlug Trix vor. – Manchmal tut's gut, mit andern Menschen in ähnlicher Situation zu sprechen!

Sie erzählte mir auch vom Café HIV: Einmal pro Monat trafen sich dort HIV-Positive, Aidskranke, Freunde und Mitarbeiter der Aidshilfe, lernten sich gegenseitig kennen, schlossen Freundschaft, gaben einander Halt. Für einmal brauchten sie sich nicht ausgeschlossen zu fühlen, gehörten einer Gemeinschaft an.

Mir gefiel diese Idee.

– Ich werde Reto davon berichten, sagte ich. – Das wird ihn interessieren!

– Du kannst ihn selbstverständlich begleiten, meinte Trix.

– Wenn ihr zu diesem Treff kommen möchtet, ruft uns an, damit wir euch Ort und Zeitpunkt mitteilen können.

Ich hatte noch etwas ganz anderes auf dem Herzen und wusste bloß nicht, wie ich damit beginnen sollte. Verlegen suchte ich nach Worten, murmelte schließlich etwas von Sexualität, die nun nicht mehr auszuleben war, in der Hoffnung, Trix würde das Stichwort aufgreifen.

– Du fürchtest dich nun davor, mit Reto zu schlafen!, vermutete Trix sogleich. – Das ist verständlich!

– Es ist nicht das, meinte ich zögernd. – Ich habe plötzlich überhaupt kein Verlangen mehr, Reto nah zu sein. Jeder Zärtlichkeit weiche ich aus. Das wird ihn sehr verletzen!

– Ich denke, auch das ist durchaus begreiflich, sagte Trix.

– Du stehst ja noch fast unter Schock und im Hintergrund dürfte eben doch Angst vor Ansteckung lauern.

– Aber ich weiß doch, dass ich mich nicht anstecken

würde, wenn wir ein Kondom verwenden! Das Problem ist: Ich *will* nicht mehr!

– Wart's ab, Daniela. Lass dir Zeit. Du weißt zwar mit dem Verstand, dass du dich nicht mit dem Aidsvirus infizieren kannst. Aber dein Gefühl wehrt sich dagegen. Du bist wie blockiert, nicht wahr! Über all das könntest du mit einer Therapeutin sprechen und dabei Ängste abbauen. Ich nehme nicht an, dass du dies mit deinen Eltern tun möchtest.

Ich schüttelte den Kopf. Nein, es war undenkbar, mit Papa darüber zu reden. Und vor Mama, die bei diesem Thema immer rot wurde, hatte ich auch Hemmungen.

Ich erhob mich und streckte Trix die Hand hin.

– Vielen Dank!, sagte ich. – Nun ist's höchste Zeit, dass ich ins Krankenhaus zurückkehre!

– Du kannst uns jederzeit anrufen!, sagte Trix. – Vergiss das nicht und erzähle Reto von uns. Übrigens haben wir jeweils am Mittwoch von 13–16 Uhr ein Jugendtelefon eingerichtet. Falls dein Bruder oder Kollegen mal Fragen haben sollten! Und wenn du die Adresse eines auf Aids spezialisierten Arztes brauchst, kannst du diese von uns erhalten. Mag sein, du möchtest dich mit einem kompetenten Mediziner über Sexualität unterhalten.

Mit dem beruhigenden Wissen, mich nun für alle Probleme, die auftauchen konnten, an die Aidshilfe wenden zu können, fuhr ich wenig später zum Krankenhaus zurück. Erleichtert presste ich in der Straßenbahn mein Gesicht an die kalte Scheibe. Ein erster Hauch von Schnee hatte Hausgiebel und Parkanlagen überzuckert. Rotwangige Kinder versuchten, Schneebälle zu formen. Männer und Frauen hatten die Kragen ihrer Wintermäntel hochgestellt. Auf der Quaibrücke zeichnete ein junger Mann Herzformen in den Schnee, der auf dem Brückengeländer lag. Zum ersten Mal dachte ich: Ich werde es schaffen! Ich lasse mich nicht unterkriegen!

Mitte Dezember. Weihnachtszeit – wie gut ich mich an jene Tage erinnere!

Es war bitterkalt. Ein Dach von Nebel und Abgasen lag über der Stadt. Die Straßen waren voller geschäftiger Menschen, mit gehetzten Gesichtern drängten sie aneinander vorbei, kamen sich mit ihren Paketen in die Quere. Da und dort ein eng umschlungenes Liebespaar, das in seiner eigenen Welt zu wandeln schien. In den Geschäften lagen die prächtigen Dinge auf Gold und Silber gebettet, und über die Gassen spannten sich flimmernde Lichtbänder.

An einer zügigen Ecke standen Heilsarmeesoldaten und sangen von Gott und dem Frieden in dieser Welt. Ich blieb eine Weile stehen und hörte ihnen zu, warf dann ein Fünffrankenstück in den Spendentopf und schlenderte weiter. Kehrte aber wieder um und legte noch eine Zehnerote bei. Den lieben Gott bestechen ... seine Hilfe brauchten wir mehr denn je!

Weihnachtseinkäufe. Endlich hatte ich mich dazu aufgerafft. Weit weg meine Arbeit im Krankenhaus, weit weg auch der Apfelblütenweg. Ziellos ließ ich mich von der Menschenmasse mitziehen und schaute mir die Auslagen in den Schaufenstern an. In einer Buchhandlung vergaß ich die Zeit, blätterte begeistert in den vielen Neuerscheinungen. Wann hatte ich eigentlich zum letzten Mal ein Buch gelesen? Einen Roman oder einen Krimi? O Gott, Sachinformationen, Berichte über Aids – die hatte ich nur so verschlungen in den letzten Wochen. Schwester Klaras Worte kamen mir in den Sinn: mir selbst etwas zuliebe tun! Ich kaufte mir einen Krimi von Margaret Millar und für Papa entdeckte ich ein wunderschön gebundenes Büchlein mit chinesischen Sprichwörtern. Papas Ruckzucksprüche ein bisschen mit chinesischen Weisheiten erweitern kann nicht schaden, dachte ich vergnügt. Dann zerbrach ich mir über Mamas Geschenk den Kopf. Meist schenkten wir ihr etwas für den Haushalt. Topflappen. Eine lustige Küchenschürze, vielleicht mal eine Vase, so in dieser Richtung. In jenem Jahr kaufte ich ihr ein sündhaft teures Nachthemd. Mama eine Freude machen, ihr ganz allein. Weil sie ja nicht nur Hausfrau, sondern eben auch *Frau* war.

Mein lieber Bruder war einfach zu beschenken: Jedes Jahr wünschte er sich einen neuen Bausatz für ein Auto- oder Flugzeugmodell. Er bastelte leidenschaftlich gern, schnitt und klebte winzige Teilchen mit einer Geduld und Sorgfalt zusammen, die er sonst für nichts anderes aufbrachte.

– Wenn du in der Schule mit demselben Eifer arbeiten würdest …, pflegte Papa dann zu sagen. Und brauchte nicht weiterzureden.

Wir wussten, was er sagen wollte: dass Markus bessere Leistungsnoten herausschinden würde, vielleicht sogar eine Mittelschule besuchen könnte. Statt Zeit im zehnten Schuljahr zu vertrödeln, weil er sich für keine berufliche Richtung entschließen konnte. Das heißt: Markus wünschte eigentlich, Automechaniker zu lernen, doch Papa hatte bis dahin die Hoffnung auf einen ›feineren‹ Beruf nicht aufgegeben und Markus vorgeschlagen, sich seine Berufswahl während des zehnten Schuljahres nochmals gründlich zu überlegen.

Lilian wünschte sich sehnlichst eine Kassette mit Michael-Jackson-Songs. Sie ließ sich diesen Wunsch trotz Markus' Gespött und Papas Verachtung für diesen ›Lackaffen‹ nicht ausreden.

– Vermutlich ist er schwul, sagte Papa. Dass er dies Lilian gegenüber aussprach, ließ Schlüsse auf seinen Ärger zu.

– Du mit deinen Vorurteilen!, brummelte Markus denn auch sogleich. – Lass doch jeden so leben, wie er will!

Papa malmte mit den Backenknochen und Mamas Hände begannen zu flattern. Nervös blätterte sie im Programmheft. Bestimmt käme auf einem der Fernsehsender eine Sportübertragung. Seit Wochen gerieten Papa und Markus nämlich wegen jeder Kleinigkeit aneinander. Papas Zornader schwoll auch jetzt bereits wieder gefährlich an, während Markus seinen Körper anspannte, als müsste er einen Angriff abwehren. Einmal mehr entschärfte Lilian die gefährliche Situation.

– Markus ist sicher nicht schwul, meinte sie pfiffig. – Der hat nämlich eine Freundin!

Markus lief rot an und warf seiner kleinen Schwester einen vernichtenden Blick zu. Mama betrachtete ihr Töchterchen beunruhigt.

– Du weißt nicht, wovon du sprichst. Sei nicht immer so vorlaut!

Papa aber verlor den Faden zu seiner geplanten Rede über beziehungsweise gegen Homosexualität.

– Stimmt doch!, bekräftige Lilian. – Ich habe dich gestern selbst mir ihr gesehen!

Nun doch interessiert, hob Mama den Kopf.

– Hast du wirklich eine Freundin, Markus?, fragte sie.

Markus wand sich wie ein Wurm und stotterte dann:

– Yes, my dear!

Wenn mein Bruder verlegen war, erinnerte er sich meistens seiner spärlichen Fremdsprachenkenntnisse. Bevor noch jemand weitere Fragen stellen konnte, verschwand er in sein Zimmer. Kaum war er weg, wisperte Lilian:

– Er geht mit Gaby Steiner. Irre gut sieht sie aus. Sie kleidet sich wie Madonna.

Papa hatte nur das letzte Wort aufgeschnappt.

– ... wie eine Madonna?, fragte er sichtlich beruhigt. Wenigstens sein Sohn traf offenbar die richtige Partnerwahl, schien er zu denken.

Wir brachen in Gelächter aus. Selbst Mama wusste, dass Madonna ein amerikanischer Popstar war, der überhaupt nichts Madonnenhaftes an sich hatte.

Doch wir klärten Papa nicht über das Missverständnis auf. Es kam selten genug vor, dass wir über etwas von Herzen lachen konnten.

Lilian erinnerte sich dann auch wieder an Michael Jackson.

– Findest du ihn nicht auch Spitze?, fragte sie mich leise. – Wenn du mir die Kassette zu Weihnachten schenkst, kann Papa nichts sagen. Abgemacht?

Kleine Kröte!, dachte ich auf meinem Einkaufsbummel. Natürlich wusste sie genau, dass ich weich werden würde. Ich kaufte ihr also die heiß ersehnte Kassette und dazu erst noch ein Poster von Michael Jackson.

Was aber sollte ich Reto schenken? Ich setzte mich in ein Café und zerbrach mir den Kopf darüber. Was schenkt man einem aidskranken Menschen, worüber konnte sich dieser überhaupt noch freuen? Schon spürte ich, wie meine Stimmung sank. Wie allein der Gedanke an Aids mich lähmen wollte, jegliche Energie aus mir sog. Ich ließ meine Augen prüfend zwischen den gemütlich plaudernden Gästen umherschweifen. Ob das brandmagere, blasse Mädchen dort ...? Oder jener Geschäftsherr mit den dunklen Ringen unter den Augen ...? Es war zum Verrücktwerden.

Was hatte Oberschwester Klara gesagt, als ich ihr von meinem Gespräch mit Trix erzählte?

– Wenn dich das Schwarz einzuhüllen droht, musst du dich dagegen wehren, ankämpfen. Denk bewusst an etwas Schönes. An etwas Buntes, Farbiges. Mach kleine Schritte, verlang nicht zu viel von dir!

Ich schloss also die Augen und dachte an Sonne und Schnee. An Skipisten, über die fröhliche Skifahrer flitzten. An ihre grellbunten Skianzüge.

Es half. Und machte mich erst noch hungrig. Ich bestellte mir ein riesiges Stück Torte und war stolz, dass ich mich selbst aus dem Loch hatte ziehen können.

Genießerisch aß ich die Torte, und als der letzte Bissen bereits nicht mehr so richtig schmeckte, weil sich erneut traurige Gedanken einschleichen wollten, gab ich mir einen Ruck. Diesen einen Tag durfte ich mir nicht verderben lassen. Das Schöne sehen! Das Gute wahrnehmen! Positiv denken!

War's nicht zum Beispiel ein gutes Gefühl, alle Geschenke von meinem selbst verdienten Geld bezahlen zu können? Papa nicht mehr um Geld bitten zu müssen? Mehr oder weniger selbstständig zu sein? Wenn ich von ihm Geld hätte erbetteln müssen, um Reto ein Geschenk zu kaufen!

Reto! Seufzend sah ich mich um. Am Nebentisch erhob sich eine junge Frau. Schwerfällig tastete sie nach den Krücken. Ein Gast wollte ihr behilflich sein, doch sie wehrte fast ärgerlich ab. Mühselig raffte sie ihre sieben Sachen zusammen, hängte sie eine Tasche über die Schultern. Immer wieder rutschte ihr der Träger über den Arm. Erneut wollte ihr jemand helfen.

– Lassen Sie mich!, bat die Frau. – Ich muss das lernen. Solange ich alles selbst machen kann, fühle ich mich weniger krank und behindert. Ich möchte nicht ständig als Invalide angesehen werden.

Ich sah ihr nach, wie sie zum Ausgang humpelte. Alle sahen ihr nach, ein wenig beschämt und auch nachdenklich. Wie gut konnte ich begreifen, dass die junge Frau versuchte, ein möglichst normales Leben zu führen. Hatte mir nicht Reto kürzlich etwas Ähnliches entgegengeschleudert?

Ich hatte ihm begeistert vom Café HIV erzählt. Wollte ihn motivieren, dort mal hinzugehen.

– Verdammt noch mal, ich will nicht ›der Aidskranke‹ sein!, hatte er gesagt. – Ich bin nach wie vor Reto Seiler! Was soll ich dort? Will man uns in ein Getto abschieben? Nein, Nela, ich will zu euch gehören, als Mensch, nicht als Kranker!

Völlig falsch verstanden hatte er die Idee vom Café HIV, aber ich ließ es fürs Erste dabei bleiben. Trix hatte mich davor gewarnt, Reto mit allzu vielen Ratschlägen überschütten zu wollen.

Doch jetzt begriff ich seine Erregung besser. Weshalb zerbrach ich mir eigentlich den Kopf, was man einem Aidskranken schenken konnte! Weshalb beschenkte ich nicht einfach Reto, den Reto, den ich kannte, der gerne Bücher über Architektur las, der für die Steve Miller Band schwärmte und täglich noch ein wenig joggen ging?

Ich bezahlte meine Rechnung und stand auf, verließ das Tea Room. Aids hin und her, ich würde Reto nichts besonders Sinnvolles oder Aufmunterndes schenken.

Auf dem Heimweg kaufte ich einen Fotoband über Corbusier. Und in einem Sportgeschäft knallgelbe Schweißbänder für Stirn und Handgelenke.

Als ob nichts Drohendes am Horizont lauern würde.

Unser zweites Weihnachtsfest am Apfelblütenweg. Mama schwelgte in Vorbereitungen. Sie hatte einen richtigen Weihnachtstick, vermutlich, weil sie selbst als Kind nie richtig

Weihnachten hatte feiern können. Da war kein Geld und durch den frühen Tod der Mutter war ohnehin nie weihnachtliche Stimmung aufgekommen. Jetzt holte sie mit den eigenen Kindern das Versäumte nach. Ehrlich, wir fühlten uns allmählich fast zu groß für den Rummel, den sie da betrieb, manchmal war's uns sogar peinlich. Noch immer verschloss sie geheimnisvoll Schränke und steckte die Schlüssel in ihre Schürze. Verschreckt zuckte sie zusammen, wenn man sie beim Verpacken eines Geschenkes überraschte. Am liebsten hätte sie uns wohl noch vom Weihnachtsmann und Christkind erzählt. Wochenlang hing intensiv der Geruch von Zucker und Zimt in der Luft und keiner wagte ihr zu gestehen, dass wir bis Weihnachten Süßigkeiten kaum mehr riechen konnten: Wir waren bereits vom Einatmen satt geworden. Selbst Lilian, dieses Schleckmaul, lechzte nach Salzgebäck. In jenem Jahr lag über Mamas hektischen Weihnachtsvorbereitungen etwas Erzwungenes. Friede in aller Welt (und überall drohte Krieg), Hoffnung und Freude (die meisten sahen recht pessimistisch in die Zukunft), Liebe für alle Mitmenschen (und Papa hockte stumm wie ein Fisch hinter seinem Teller).

– Diese Show, die wir da abziehen!, sagte Markus einmal zu mir. – Es wäre ehrlicher, wir würden dieses Jahr gar keine Weihnachten feiern!

Papa übersah mich, wann immer dies möglich war. Er ließ sich von mir auch nicht provozieren. Wenn er etwas über mich wissen wollte, fragte er quer über den Tisch an mir vorbei Mama.

– Geht unsere Tochter eigentlich zu Seilers am Weihnachtstag?

Mich machte das rasend.

– Komm, sag's schon, wenn ich ausziehen soll!, sagte ich.

– Du brauchst dich nicht ständig über meinen Anblick zu ärgern.

– Kind! Was denkst du dir bloß!, sagte Mama erschreckt. – Nicht wahr, Bruno, du meint es nicht so!

Wenn ich nicht mit tausend Fasern gespürt hätte, dass es Papa selbst nicht wohl war, hätte ich mal richtig Krach geschlagen. Manchmal tat er mir direkt Leid: Wie ein trotziges Kind hatte er sich in seine eigene Abwehr verrannt. Nie hätte er zugeben können, sich getäuscht oder gar einen Fehler gemacht zu haben. Selbst Ängste, die jeder hätte begreifen können, mochte er kaum eingestehen.

Papa gab mir auch keinen Gutenachtkuss mehr.

– Angst vor Ansteckung?, fragte Markus einmal spöttisch, als er bemerkte, wie Papa bei einer Umarmung von mir den Kopf abwandte.

Da fuhr er allerdings hoch.

– Und?, brüllte er. – Ist's verboten, sich vor einer Ansteckung zu schützen?

Natürlich zog ich mich zurück. Papa irgendwelche Zärtlichkeiten aufdrängen wollte ich nicht.

– Habt ihr eigentlich eure Weihnachtsgeschenke bereit?, fragte Mama rasch, um uns auf ein anderes Thema zu bringen. Arme Mama, nichts verlief nach ihren Vorstellungen!

– Mit meinem mickrigen Taschengeld kann ich nichts Richtiges kaufen, beschwerte sich Markus. Und Lilian schimpfte über die doofen Geschenke, die sie in der Schule basteln musste.

– Ehrlich, wie im letzten Jahrhundert!, ärgerte sie sich. Wenigstens sie entlockte Papa noch hin und wieder ein Lächeln.

Und dann kam der Weihnachtstag. Ich traf mich mit Reto zum Mittagessen. Seit meinem Gespräch mit Trix fühlte ich mich der Situation besser gewachsen, verlor nicht mehr so schnell den Boden unter den Füßen.

Das Zusammensein mit Reto verlief nun entspannter. Ich freute mich über sein gutes Aussehen. Offenbar halfen die Medikamente, die er einnehmen musste. Ich stieß ein stummes Stoßgebet zum Himmel, dass sie ihre Wirkung nie verlieren mögen ... Was mir Mühe machte, waren Retos enorme Stimmungsschwankungen. Einmal schwelgte er in schier unsinniger Lebensfreude und einem Hunger, alles (noch?) zu erleben, was es auf dieser Welt überhaupt zu erleben gab. Jäh, von einer Stunde auf die andere, konnte sich dies ändern und er wurde stumm, passiv, mutlos. Manchmal richtete er seine Verzweiflung sogar gegen mich, stieß plötzlich zwischen den Zähnen hervor:

– So geh doch! Brauchst dein Leben nicht mit einem Aidskranken zu verbringen!

Oder er stierte zum Nebentisch und meinte höhnisch:

– Der dort wäre eher ein Partner für dich! Schau dir mal seine sonnenbraune Haut an. Er strotzt vor Gesundheit!

Reto war in solchen Stimmungen fast unerträglich. Und vor allem wusste ich nicht, wie ich mich verhalten sollte.

Doch an unserm gemeinsamen Weihnachtsessen kam er mir strahlend entgegen. Wie ein kleiner Junge sah er aus, als ich ihm versprechen musste, ihn anschließend nach Hause zu begleiten.

– Mein Geschenk für dich lässt sich eben nicht verpacken!, erklärte er. – Du musst es dir selbst abholen!

Begeistert blätterte er im Corbusier-Buch und zog sich noch im Restaurant scherzend die Schweißbänder an. Allmählich wagte ich aufzuatmen, mitzulachen.

Um drei kehrten wir an den Apfelblütenweg zurück.

Frau Seiler öffnete uns die Tür. Auch sie schaute mich geheimnisvoll an und zog uns dann ins Wohnzimmer.

Ein glänzender Vogelkäfig stand auf dem Tisch. Und darin zwitscherten zwei Wellensittiche.

– Mein Gott, sind die süß!, rief ich aus. – Seit wann habt ihr sie? Ich wünschte, ich hätte auch ein eigenes Tier! Lilian hat eine Katze und Markus ein Meerschweinchen.

– Sie gehören dir! Mein Weihnachtsgeschenk! Ich habe sie von meinem Geld für dich gekauft, weil ich wusste, dass du dich freuen würdest, sagte Reto.

Erstmals fiel ich ihm wieder spontan um den Hals. Bedankte mich überschwänglich, kehrte zum Käfig zurück.

– Wie soll ich sie nennen?, fragte ich Frau Seiler.

– Was denkst du, Reto, wie wär's mit Piep und Matz? Ob's ein Pärchen ist? Werden Wellensittiche wohl alt? Es wäre schrecklich, wenn so ein kleines Vögelchen sterben müsste und das andere bliebe allein zurück.

Ich plapperte einfach drauflos in meiner Freude. Aber noch während ich sprach, glaubte ich zu spüren, wie sich mein Nackenhaar unter Retos Blick sträubte. Wie grenzenlos dumm von mir, vom Sterben zu reden. Wie unbedacht!

Als ich mich zu Reto umwandte, war sein Gesicht zu einer Maske erstarrt. Er schaute an mir vorbei auf die Vögel.

– Vermutlich werden sie mich überleben, meinte er bitter. – Mach dir da mal keine Sorgen!

Frau Seiler wollte etwas sagen. Da riss sich Reto plötzlich die Schweißbäder herunter.

– Verdammt gut werde ich die eines Tages brauchen können!, stieß er hervor. – Wie du sicher weißt, schwitzen Aidskranke enorm. Nimm den verdammten Käfig und geh! Geh! Ich will allein sein!

Die letzten Worte schrie er laut. Dann machte er kehrt und rannte aus dem Zimmer, ließ seine Mutter und mich wie gelähmt zurück. Wir hörten seine Zimmertür zuknallen. Es wurde still im Haus. Selbt die Wellensittiche waren verstummt und äugten erschreckt umher.

– Lass ihn, sagte Frau Seiler, als ich Reto schließlich folgen wollte. – Vielleicht tut's ihm gut, wenn er mal schreien und toben kann, statt alles in sich hineinzufressen. Bald wird's ihm schrecklich Leid tun, Daniela. Glaub mir, er hat sich selbst am meisten über die Vögel gefreut!

Als ich mit dem Käfig in der Hand unsere geschmückte Haustür aufstieß, warf ich fast Markus um, der auf einer Leiter Sternengirlanden an der Decke befestigte.

– Sorry!, grinste er. – Mama ist mal wieder nicht zu bremsen. Vermutlich war sie in einem früheren Leben das Weihnachtskind höchstpersönlich!

Dann pfiff er durch die Zähne.

– Vögel! Ein Käfig! Von Reto? Das nennt man wohl große Liebe!

Lilian kam auch angerannt und zwitscherte vor Entzücken selbst wie ein Vogel.

– Wer schenkt da Vögel?, wollte Papa aus der Stube wissen.

Ich trat mit dem Käfig zu ihm. Über den Brillenrand hinweg betrachtete er die Tierchen.

– Hübsch, fand auch er. – Miezi wird sich freuen! Von wem hast du sie bekommen?

– Von ihrer großen Liebe!, krähte Lilian.

Da schob Papa seine Brille wieder vor die Augen.

– Wenn man Reto *einmal* vergessen könnte, wird einen

nun das Gezwitscher der Vögel an ihn erinnern, sagte er kühl.

– Vergiss es!, brüllte ich los. Die Tränen liefen mir übers Gesicht. – Vergiss es ganz einfach! Ich ziehe aus! Dann kannst du tun, als ob's keinen Reto, kein Aids, keine Daniela gäbe. Im Schwesternhaus erlaubt man mir sicher, einen Vogelkäfig mitzubringen.

Mama erschien unter der Tür, sie wischte sich die Hände an der Schürze ab.

– Was ist denn nun wieder los?, fragte sie. Ich konnte vor lauter Schluchzen nicht sprechen, aber Markus und Lilian rapportierten sogleich, was vorgefallen war. Mama legte den Arm um meine Schultern. Sie sah Papa mit einem festen Blick an.

– Bruno, sagte sie, – jetzt reicht's. Jetzt reicht's auch mir. So mag ich nicht Weihnachten feiern!

Und damit knöpfte sie sich im Rücken die Schürze auf.

– Streikt Mama?, fragte Lilian und schaute beunruhigt von einem zum andern. Markus klappte die Leiter zusammen.

– Sieht ganz so aus, versuchte er möglichst lässig zu sagen, dabei schwankte seine Stimme jämmerlich. Lilias Augen begannen feucht zu glänzen.

Die Vögel trillerten und zwitscherten. Waren unheimlich froh und heiter. Und unsere Eltern starrten sich gegenseitig an, als ob sie sich nächstens auffressen würden.

– Alles wegen Reto!, sagte Papa. – Sogar an Weihnachten streiten wir uns seinetwegen.

– *Bruno!* Mamas Stimme klang so schneidend, wie ich sie noch nie gehört hatte.

Endlich streckte mir Papa die Hand hin.

– War nicht so gemeint, Daniela, sagte er. – Entschuldige. Ich wollte dir nicht die Freude verderben.

Und dann hob er Mamas Küchenschürze auf und reichte sie ihr. Sah in die Runde und versuchte zu lächeln. Als Mama schweigend die Schürze überzog, knüpfte Papa die Bändel und strubelte verlegen ihr Haar.

Erst viel später, als ich nachts im Bett lag, wurde mir bewusst, dass an diesem 24. Dezember fast so etwas wie ein Wunder geschehen war: Papa hatte sich erstmals entschuldigt. Und während des restlichen Tages war er sehr zugänglich und liebevoll geblieben. Hatte mich immer direkt angesprochen und dazu fast bittend angeschaut.

Auch das geschah alles wegen Reto. Wegen Aids.

Reto wollte allein hin. An die Turbinenstraße. Zur Aidshilfe.

– Nimm's mir nicht übel, sagte er, – ich habe einfach weniger Hemmungen, wenn ich allein bin. Ich habe eine Menge Fragen!

Ich konnte mir vorstellen, was für Fragen! Während der Festtage waren wir uns nämlich näher gekommen, näher als je zuvor. Ich war sehr erleichtert, als Reto mich gleich nach Weihnachten anrief.

– Mir sind alle Sicherungen durchgebrannt. Sei mir nicht böse, Daniela, hatte er gesagt. – Ich sah bloß noch die Vögel und fühlte eine Stinkwut in mir, weil die wohl wirklich länger leben werden als ich.

Was sollte ich da sagen? Retos Stimmungswechsel konnte ich nachfühlen. Das hieß aber leider noch lange nicht, dass ich auch mit ihnen leben konnte. Mal wollte er vom Tod sprechen, mal kein Wort darüber verlieren. Mal war er ausgelassen, dann wieder in tiefster Depression versunken. Nie wusste ich zuvor, wie ein Zusammensein mit ihm verlaufen würde.

So versuchte ich, Trix' Ratschlag zu beherzigen: Nie zum Voraus etwas planen. In der Gegenwart leben, so, wie sie nun halt mal war. Und während der Feiertage gelang mir dies: Ich freute mich einfach, dass es Reto wieder besser ging.

– Lass uns rausgehen, an die frische Luft!, schlug ich ihm am Telefon vor. – Ich ertrage diese trockene Heizungsluft in den Häusern schlecht.

Reto war sofort einverstanden, obwohl es regnete. Nichts von wattigem, sauberem Schnee, keine kitschige Weihnachtsmärchenlandschaft. Wir zogen unsere Gummistiefel an und fuhren quer durch die Stadt bis zur Uetlibergbahn. Aber als ich dem Billettschalter zustrebte, hielt mich Reto zurück.

– Nichts da! Wir gehen zu Fuß, Daniela! Während der letzten Tage sind wir genug herumgesessen!

Und dann ging's steil den Berg rauf, mehr oder weniger neben dem Bahngeleise. Im Regen. Wenn eine Bahn vorbeifuhr, winkten uns die Passagiere aus dem Trockenen zu.

– Du spinnst, keuchte ich, – eine total beschissene Idee von dir!

Reto schaute nicht links und nicht rechts. Drehte sich auch nicht nach mir um. Plötzlich begriff ich: Er wollte, musste sich beweisen, dass er zu dieser Leistung noch fähig war. Und da hörte ich zu schimpfen auf. Hatte auch gar keinen Atem mehr dafür.

Oben angekommen, strahlte mich Reto an.

– Mensch, vor zwei Jahren hätte ich das nicht geschafft!, sagte er. – Da war ich schwach wie ein Säugling.

Er spannte den Schirm auf, legte den freien Arm um mich und zog mich weiter. Und ich dachte: In einem weiteren Jahr wird er's vielleicht bereits nicht mehr schaffen ...

Reto schwieg auch plötzlich. Der Triumph verschwand aus seinem Gesicht.

– Weißt du, was mir oft und oft durch den Kopf geht?, fragte er nachdenklich. – Wer mich wohl angesteckt haben mag!

– Ich könnte diese Person umbringen, stieß ich hervor. – Ich habe mal gelesen, dass es welche gibt, die nach einem positiven HIV-Befund erst recht hemmungslos drauflos leben. So quasi: Wenn ich's schon habe, dann sollen sich andere auch anstecken!

Reto schüttelte den Kopf.

– Das kann ich mir fast nicht vorstellen. Es dürften auch Ausnahmen sein. Was ich noch schlimmer finde, ist, denken zu müssen, *ich* hätte jemanden angesteckt. Stell dir das vor!

Nach kurzem Schweigen fuhr er weiter: – Wir lungerten nämlich im Herbst, bevor ich dann mit dem Entzug begann, in Italien herum. Dort kannten wir einen Dealer, der uns mit Stoff versorgte. Wir waren deshalb gut drauf, fühlten uns topfit. Und da lernte ich dann ein junges Mädchen, Irene, kennen. Sie himmelte mich an und das gefiel mir. Ich sagte ihr nichts von den Drogen. Einmal, in der Nacht, erwischte es uns: Wir schliefen zusammen. Anderntags fuhr sie weiter, drückte mir noch einen Zettel mit ihrer Adresse in die Hand, aber ich verlor ihn auf der Heimreise. Verdammt, Daniela, wenn ich sie angesteckt hätte! Ich darf nicht dran denken!

– Von diesem einen Mal ..., sagte ich lahm. Und plötzlich brodelte es in mir. Er hatte mit einem Mädchen geschlafen! War offenbar nicht immer so brav und zahm wie mit mir, wo es bloß Händchenhalten und ein hingehauchtes Küsschen gab. Völlig unlogisch warf ich ihm vor, er wehre mich ab. Obwohl ja ich mich ängstlich und verkrampft zurückgezogen hatte! Ich stellte mir die beiden vor: im Sand. Das rauschende Meer. Ein mit Sternen übersäter Himmel. Musik, die von irgendwoher wehte. Wie in einem Kitschfilm. Retos glühende Augen, seine Hände …

Eine rasende Wut in mir. Ich blieb stehen, schlug Reto mit den Fäusten auf die Brust. Und er begriff natürlich gar nicht, was mit mir los war. Er versuchte mich zu packen, meine Schläge abzufangen. Auf einmal waren wir im schönsten Gerangel verwickelt. Und daraus, ohne Übergang, entstand eine heiße Umarmung. Aids weit weg. Die Angst in Luft aufgelöst. Es gab nur noch uns. Der Schirm lag längst am Boden, wir wurden klatschnass. Doch das spürten wir erst viel später. Ich ließ mich mitreißen, wegschwemmen. Retos Lippen. Seine kräftigen Arme … alles andere zählte nicht mehr.

Bis Reto mich jäh zurückstieß.

– Um Himmels willen!, keuchte er. – Das ist Wahnsinn! Hören wir auf!

– Ich will!, flüsterte ich. – Ich will! Und drängte mich erneut an ihn. Doch Reto schob mich weg. Sanft, aber bestimmt.

Am andern Tag geschah's erneut. Und in der Silvesternacht, als ich mit Reto ganz allein war, wieder. Er war schrecklich verzweifelt in jener Nacht. Mir fiel nichts anderes ein, als ihn zu streicheln. Worte fehlten mir. Sachte strich ich über sein Gesicht, bis sich die verkrampften Muskeln entspannten. Bis sich seine zusammengepressten Lippen öffneten. Da küsste ich ihn. Und schon zog es uns wieder in einen Strudel hinein. Wenn nicht Retos Eltern heimgekommen wären – ich weiß nicht, ob wir uns da nicht ganz vergessen hätten. Ob wir nicht sogar das Präservativ vergessen hätten …

Ganz schön unvernünftig, Daniela Bach!, sagte ich in dieser Nacht zu meinem Spiegelbild. Aber meine Augen funkelten so vergnügt zurück, dass ich in Lachen ausbrach. Mir war einfach pudelwohl. Das Blut schoss mir heiß durch die Adern. Und es war ja nichts passiert. Wie herrlich doch das Leben sein konnte!

Dann kam mir Papa in den Sinn. Und dass hinter diesem herrlichen Vergessen eine tödliche Gefahr lauerte. Still betrachtete ich mich im Spiegel und meine Augen wurden so glanzlos, als hätte man ihr Licht mit einem Schalter ausgeknipst.

Klar sprachen Reto und ich schließlich darüber.

– Nicht so, Daniela, fand er. – Wir würden es später bereuen. Wenn wir wirklich zusammen schlafen wollen, soll dies nicht so zwischen Tür und Angel geschehen. Und nicht nur unser Körper soll dies wollen, auch unser Herz! Unser Kopf! Unser Verstand! Ich würde es nicht ertragen, wenn du anschließend doch Angst vor einer Ansteckung hättest!

Und deshalb beschloss Reto, sich an die Aidshilfe zu wenden. Gewisse Fragen mit jemandem durchzudiskutieren. Ich war froh, dass er auch ein bisschen für mich die Verantwortung übernahm.

Matt sickerte das Lampenlicht auf mein Kissen. Mama hatte sich auf mein Bett gesetzt, außerhalb des Lichts. Ich konnte nur ihre schattige Gestalt erkennen. Arme Mama! Sie suchte nach Worten, druckste daran herum. Fast boshaft ließ ich sie schwimmen, obwohl ich genau wusste, weshalb sie so spät noch in mein Zimmer gekommen war.

– ... wegen Reto, Reto und dir ... Frau Geiger hat erzählt ... ach, hilf mir doch, Daniela! Mach's mir nicht so schwer!

– Was hat Frau Geiger erzählt?, fragte ich mit Unschuldsmiene.

– Dass ihr euch küsst, leidenschaftlich ... Ist das wirklich völlig ungefährlich, Kind?

Mama seufzte erleichtert auf. Offenbar hatte sie schon während des ganzen Tages überlegt, wie sie mit mir darüber sprechen könnte.

– Na, und?, fragte ich. So lässig, wie das klang, war mir aber nicht zu Mute. Sobald ich nämlich jeweils in meinen eigenen vier Wänden war, kroch die Angst zurück. Wenn ich beim Zähneputzen blutete oder mich beim Nägelschneiden schnitt, wenn ich am Arm einen Kratzer entdeckte oder Nasenbluten hatte, schlich sie sich triumphierend heran, umwob mich, bis ich das Gefühl hatte, in einem Kettenhemd zu stecken. Die Angst stellte ich mir als greif- und sichtbares Wesen vor, als Person. Ging ich mutig auf sie zu, verschwand sie wie ein Spuk. Versuchte ich mich vor ihr zu verbergen, folgte sie mir wie ein Schatten.

– Ein Spiel mit dem Feuer, Daniela ... oder sogar mit dem Tod!, sagte Mama besorgt.

– Mama, wir sind in der Schule hundertmal aufgeklärt worden. Und wir sprechen auch im Krankenhaus über Aids. Zärtlichkeiten sind nicht gefährlich! Wenn das so wäre, wäre ich ja auch bei der Arbeit gefährdet, weil ich die Patienten oft berühre.

Das war so ein Satz, den ich mir selbst hin und wieder sagte. Aber im Krankenhaus trugen wir zur Vorsicht bei sämtlichen Patienten Handschuhe, wenn die Möglichkeit bestand, mit Schleim und Blut in Berührung zu kommen. Anschließend wuschen und desinfizierten wir die Hände mit

Alkohol. Es ließ sich ja nicht immer vermeiden, dass wir mit Körperflüssigkeiten in Kontakt kamen.

Mama war nicht so leicht zu beruhigen.

– Was sagt man nicht alles! Es wäre mir einfach wohler, du würdest dich einmal mit einem Arzt über all das unterhalten. Hat dir nicht Trix Adressen von Ärzten gegeben?

Zuerst wollte ich abwehrend ausrufen. Dann überlegte ich mir, dass Mamas Bedenken nicht so ganz aus der Luft gegriffen waren. Schaden konnte es nichts, wenn ich mich einmal mit einem Arzt besprechen würde.

– O. k., Mama, ich werde mich bei einem Arzt anmelden, ich verspreche es dir. Übermorgen werde ich ohnehin nochmals zu Trix gehen. Sie hat in der Zwischenzeit eine Therapeutin für mich gefunden. Ich kann sie dann gerade fragen, welchen Arzt sie mir empfehlen würde.

Mama atmete auf.

– Gottlob gibt's diese Aidshilfe, Daniela. Am liebsten würde ich mich selbst mal mit dieser Trix unterhalten.

– Tu's doch, Mama!, redete ich ihr zu. – Auch du würdest dort Rat und Beistand finden. Übrigens: Sie suchen ständig freiwillige Mitarbeiter. Wäre das nicht etwas für dich?

Mama schüttelte zögernd den Kopf.

– Interessieren würde es mich zwar schon. Mal aktiv helfen. Meine Nase endlich wieder über unseren Gartenzaun strecken. Aber das wäre wohl der Untergang meiner Ehe. Stell dir bloß vor, was Papa sagen würde!

Sie erhob sich, schüttelte mir wie früher Kissen und Decke frisch auf. Erst bei der Tür murmelte sie mehr zu sich selbst:

– Warum eigentlich nicht? Warum sollte ich nicht wirklich stundenweise arbeiten gehen?

Sie zog die Tür so hart hinter sich zu, als müsste sie sich selbst Mut machen.

Reto wurde an der Turbinenstraße von einem Röbi empfangen. Das war so ziemlich das Einzige, was er mir erzählte, und ich drängte nicht weiter in ihn. Er wirkte nachdenklich, mehr noch: erschöpft, als er zurückkam.

– Dass es gesunde Menschen gibt, die sich ganz in den Dienst Aidskranker stellen! Die sich völlig aufopfern für sie ... ehrlich, ich bewundere die total!, meinte er.

Und so ganz beiläufig erwähnte er, dass er nächstes Mal ins Café HIV gehen werde.

– Wenn du magst, komm doch mit!, forderte er mich auf.

– Das ist nämlich nicht als Getto gedacht. Im Gegenteil, man versucht, miteinander in Kontakt zu kommen. Sich gegenseitig zu unterstützen, zu beraten, auszusprechen. Mal reden können, ohne irgendwelche Konsequenzen fürchten zu müssen ... das muss eigentlich sehr befreiend wirken!

Ich hütete mich, ihm zu sagen, dass ich genau dies vor ein paar Wochen erzählt hätte. Nur hatte er es damals keineswegs glauben wollen. Ich war froh, dass nun dieser Röbi erreicht hatte, was mir nicht gelungen war.

– Verstehst du, Nela, *den* Aidskranken gibt es nicht. Jeder Einzelne erlebt die Infektion wieder anders. Bei jedem ist der Verlauf der Krankheit verschieden. Man muss für sich selbst spüren lernen, was gut und was schlecht für einen ist. Deshalb wäre es für mich interessant, mit andern Kranken ins Gespräch zu kommen, fuhr Reto fort.

Ich bemühte mich, Reto möglichst frei entscheiden zu lassen, was er machen wollte und was nicht. Ich mochte ihn nicht mit Vorschlägen bombardieren, was für seine Gesundheit alles gut wäre. Ein-, zweimal hatte ich ihn zwar zu bewegen versucht, offen mit dem Lehrmeister zu sprechen, statt seine Krankheit verschämt zu verschweigen. Doch Reto schreckte so heftig davor zurück, dass ich dieses Thema fallen ließ. Er schwieg aus Angst, seine Stelle zu verlieren. Allzu oft hatte er in Zeitungen lesen können, wie Aidskranke entlassen oder aber von ihren Mitarbeitern derart schlecht behandelt wurden, dass sie selbst die Kündigung einreichten.

– Das sind sicher Ausnahmefälle!, versuchte ich ihn zu beruhigen. – Über all die anderen, die einen Aidskranken mit Selbstverständlichkeit weiterhin in ihrem Betrieb beschäftigen, schreibt natürlich niemand!

Doch Reto gab mir nicht mal mehr eine Antwort. Presste nur die Zähne aufeinander. Schüttelte bestimmt den Kopf. Röbi, der Sozialhelfer, von der Aidshilfe, tat Reto sehr gut. Ich merkte es jedes Mal an seinem Verhalten, wenn er mit ihm gesprochen hatte. Viel entspannter war er dann. Heiterer auch. Die Stimmungsschwankungen waren nicht mehr so extrem, seit er ein Ventil für all seine Ängste und Nöte gefunden hatte. Röbi konnte er Dinge fragen, die er weder vor seinen Eltern noch vor mir ausbreiten wollte.

Ganz offensichtlich hatte er Röbi auch unsere sexuellen Probleme anvertraut, denn er änderte sich mir gegenüber in dieser Beziehung. Wann immer ich mich sehnsüchtig an ihn drängte, schob er mich liebevoll, aber bestimmt wieder zurück.

– Nicht, Daniela, sagte er dann, – ich will zuerst mit mir ins Reine kommen und mir nicht nachträglich tausend Selbstvorwürfe machen müssen, weil ich mich vergessen habe. Der Preis für ein bisschen Leidenschaft ist in unserm Fall hoch!

Trotzdem befolgte ich Mamas Rat und meldete mich bei einem von Trix empfohlenen Arzt an. Im Grunde genommen ging's mir wie Reto, nur war ich weniger beherrscht und vernünftig als er.

Der Arzt hörte meine verlegenen Fragen ruhig an und beantwortete sie dann sachlich. Was er sagte, war nicht eigentlich neu für mich: kein Geschlechtsverkehr ohne Kondom. Kein Spritzentausch, was uns ja nicht betreffen konnte. Und auch, dass bis jetzt kein einziger Fall von Aidsübertragung durch Küsse und Zärtlichkeiten bekannt sei, hatte ich gewusst.

– Wenn ihr ein Präservativ benutzt, seid ihr nahezu sicher vor Ansteckung, wiederholte der Arzt.

– Was heißt nahezu?, fragte ich beunruhigt. Das klang mir nicht sicher genug.

– Ich will ehrlich sein, meinte da Doktor Lang. – Es gibt ein paar wenige Ärzte, die absolute Enthaltsamkeit als einzige sichere Verhütung der HIV-Infektion betrachten. Ich persönlich teile diese Meinung meiner Kollegen nicht. Ich halte es für völlig falsch, noch mehr Verunsicherung, Angst und Hysterie auszulösen. Aids ist zu verhindern und muss verhindert werden, weil diese Krankheit noch immer einen tödlichen Verlauf nimmt. Das heißt aber nicht, dass der Kranke keinerlei Sexualität mehr ausleben dürfte. Wir müssen uns jedoch vor der Ansteckung schützen und nicht vor dem Kranken!

Nachdenklich saß ich da. Doktor Lang fuhr weiter:

– Ich denke, die Frage ist nicht, ob ihr ohne Ansteckungsgefahr zusammen schlafen könnt, sondern, ob ihr dies wollt! Ob du es willst, und zwar ohne Angst! Lass dir auf jeden Fall Zeit für diesen Entscheid. Zwing dich zu nichts, was nicht zutiefst aus dir heraus wächst. Lass dafür umso mehr Zärtlichkeit für Reto fließen. An Zärtlichkeit ist noch keiner erkrankt, Daniela. Wohl aber hat sich schon mancher krank gefühlt, weil er zu wenig Zärtlichkeit bekommen durfte!

Erst als ich nach Hause fuhr und mir das Gespräch nochmals durch den Kopf gehen ließ, dachte ich voller Bitterkeit: Der ist gut! Redet von sich Zeit lassen! Genau das, was uns fehlte: Zeit.

Manchmal sah ich eine Sanduhr vor mir: Zusehen, wie die Zeit versickert. Abläuft. Retos Leben erlöscht.

– Mir geht es ebenso, meinte Markus einmal, als ich mit ihm darüber sprach. Neuerdings kam er abends manchmal in mein Zimmer, flegelte sich auf mein Bett. Hin und wieder lieh er sich auch bloß eine CD oder eine Kassette aus und verschwand wieder. Oft aber hatte er das Bedürfnis, mit mir zu plaudern. Was ihn offensichtlich beschäftigte, war die Situation zwischen Papa und Mama. Da er viel öfters als ich zu Hause war, bekam er mehr davon mir.

– Mama verändert sich irgendwie, sagte er einmal. – Ob Papa das erträgt? Der sieht beim winzigsten Schritt in Richtung Emanzipation rot, Nela! Wenn die sich bloß nicht noch trennen!

– So schlimm?, fragte ich erschreckt. – Gibt's dann oft Krach?

– Na ja, das wäre wohl fast noch erträglicher. Dieses vernichtende Schweigen zwischen den beiden finde ich schlimmer.

Einmal, an einem Abend, beschäftigte ihn aber etwas ganz anderes: Lange druckste er herum. Ich hätte ihn gerne rausgeschmissen, weil ich lesen wollte, spürte jedoch, dass er etwas auf dem Herzen hatte.

– Schieß schon los, Brüderchen!, munterte ich ihn auf. – Deine Schwester hat für alles Verständnis.

Er sah mich zweifelnd an, murmelte dann:

– … wegen Gaby … Sie ist zwei Jahre älter als ich. Weißt du das eigentlich?

– Na, und?, fragte ich arglos. – Das macht doch nichts!

– Ich glaube, sie will mit mir ins Bett!, platzte er da heraus.

Ich muss ihn so entgeistert angesehen haben wie eine Großmutter ihr frühreifes Enkelkind, denn er wurde unter meinem Blick puterrot und wollte verschwinden. Ich hielt ihn zurück.

– Du meinst, ihr wollt zusammen schlafen?, fragte ich.

Ehrlich, ich kam mir total doof vor, dies meinen sechzehnjährigen Bruder zu fragen. Diesen Kindskopf! Dieses Großmaul! Der und ein Mädchen! Aber Gaby war offenbar bereits achtzehn. Und wie ich gehört hatte, mit dem Verteilen ihrer Sympathien recht großzügig: Markus war, durfte man Lilian glauben, ganz und gar nicht ihr einziger Freund. Natürlich blinkte in meinem Kopf eine grelle Neonröhre auf: A I D und S leuchteten, als hätte man ein Licht angeknipst.

– Mensch, pass bloß auf!, warnte ich Markus.

Und dann wusste ich nicht mehr weiter. Dieses Misstrauen nun überall. Wegen Aids. Wegen dieser tödlichen Gefahr. Ständig musste man von Aufpassen, Vorsichtsmaßnahmen sprechen. Ich spürte Markus' verlegenen Blick, gab mir einen Ruck.

– Mag sein, du bist nicht ihr erster Freund, sagte ich vorsichtig, um ihn nicht zu verletzen, – dann musst du genauso aufpassen wie alle andern auch. Nie ohne Pariser!

– Gaby ist nicht so, erklärte Markus, – klar hatte sie vor mir einen Freund, aber mit jedem geht sie nicht ins Bett, wenn du das meinst.

– Das braucht sie auch nicht! Stell dir aber vor, einer ihrer früheren Freunde war infiziert, vielleicht wusste er's nicht mal! Niemand spricht von einer Schuld, es gilt einfach, kein Risiko einzugehen.

Ich wagte schon gar nicht, mir vorzustellen, was Papa sagen würde, wäre er Zeuge unseres Gesprächs. Und ich versuchte, mit Lilians geheimnisvolles Getuschel in Erinnerung zu rufen. Die Kleine war die bestinformierte Person in unserem Quartier. Unter dem Siegel absoluter Verschwiegenheit hatte sie mir erst kürzlich anvertraut, Markus sei bloß Gabys Dienstags- und Donnerstagsfreund.

– An den anderen Wochentagen geht sie mit Stefan Briner und Theo Meier, ehrlich Daniela, ich habe sie selbst gesehen!, sagte sie.

– Klatschbase!, hatte ich sie angefahren. – Erzähl das Markus nicht!

Jetzt wünschte ich, sie hätte es Markus erzählt.

Fiel nun mir diese Rolle zu? Markus fragte mich treuherzig um Rat, und ich kam wie eine alte Moraltante mit Sicherheitsvorschriften und zweifelte erst noch an der Treue seiner Gaby!

– Geh kein Risiko ein, Markus. Heutzutage weiß man einfach nie …

– Wir könnten ja auch eine Blutprobe machen, schlug Markus vor.

Großer Gott! Die würde rein nichts bringen, wenn Gaby vorher nicht mindestens drei Monate lang ohne Geschlechtsverkehr gelebt hätte! Vorher ließen sich im Blut keine Antikörper nachweisen.

Ich versuchte, dies Markus zu erklären. Schonend. Ohne auf Gaby ein schlechtes Licht fallen zu lassen. Aber Markus reagierte verletzt.

– Daran zweifelst du also, sagte er. – Du glaubst nicht,

dass sie seit mindestens drei Monaten mit keinem im Bett war, nicht wahr!

Ich schwieg und sehnte Lilian mit ihrer unbekümmerten Art herbei. Schließlich gab ich in abgeschwächter Form Lilians Story weiter. Markus hörte reglos zu.

– Ihr mit eurer Tratscherei!, stieß er hervor. Und versank dann in dumpfes Brüten.

– Das glaube ich nicht!, sagte er nach einer langen Pause. Doch an seiner Stimme war zu hören, dass er bereits Zweifel an ihm nagten.

– Du bist doch erst sechzehn!, sagte ich nun wirklich wie eine Großmutter. – Reicht's denn nicht, wenn ihr es einfach sonst schön habt zusammen? Schmusen, küssen, Petting ... das alles dürft ihr ja! Das ist nicht gefährlich! Oder dann halt eben mit Parisern!

– Sie ist wirklich versessen darauf, dass ich bloß am Dienstag und Donnerstag zu ihr komme, seufzte Markus. – Wenn da etwas dran ist, was soll ich dann machen, Daniela?

Himmel, es war nicht einfach, die große Schwester zu sein! Ich hatte gerade an den eigenen Problemen genug. Und nun sollte ich Markus noch raten!

– Ehrlich, ich weiß es nicht. Beobachte sie. Dann wirst du bald merken, ob Lilians Behauptung stimmt.

Ich blieb in dieser Nacht lange wach. Markus tat mir Leid. All die Menschen, die nun einer neuen Liebe mit so vielen Zweifeln begegnen mussten, taten mir Leid. Unsere lieblose, gefühlskalte Umwelt hätte als Gegengewicht umso mehr Liebe, Freude und Unbekümmertheit gebraucht. Nun war auch das alles überschattet.

Ich erinnere mich, dass jener Februar unsere Stadt in Frost erstarren ließ. Das Tageslicht war blendend grell, die Luft eisig kalt. Nachts flimmerten Millionen Sterne am Himmel, als wäre schwarzer Samt mit Pailletten bestickt.

In unserem Haus am Apfelblütenweg brach die Ölheizung zusammen. Mit grauem Gesicht stand Papa vor dem altersschwachen Brenner, dem verstummten rostigen Heizkessel, während wir uns in der Stube eingemummelt in dicke Pullover wie Schafe zusammendrängten.

– Dass das auch noch geschehen musste!, stöhnte Papa. – Wie teuer das wohl wieder sein mag!

Nach langem Suchen war ein Heizungsmonteur aufzutreiben, der stirnrunzelnd unsere Heizanlage musterte und sich dann mit einem Schluck Kirsch aufwärmte.

– Sieht nicht gut aus, Herr Bach!, sagte er händereibend. – Das wird Sie eine Stange Geld kosten!

Ein Psychologe war dieser Mensch nicht! Papa zuckte wie unter einem Schwerthieb zusammen. Mama wurde blass, während Markus geräuschvoll die Nase schnäuzte.

– Ich habe bereits eine Grippe eingefangen, sagte er vergnügt. – Sobald's wieder gemütlich warm ist, lege ich mich ins Bett und feiere krank.

Lilian drängte sich an Mama und begann von einem Mantel zu schwärmen, den sie in einem Schaufenster gesehen hatte.

– Blau, mit diesen Riesenknöpfen, die man jetzt hat… mein alter Mantel ist einfach nicht warm genug!, sagte sie und fröstelte demonstrativ.

Doch Mama hatte keine Ohren für ihre Jüngste.

– Machen Sie schon was, Mann!, flehte Papa und goss dem Monteur nochmals Kirsch ins Glas. – Wir sind kurz vor dem Erfrieren!

– Ich mache, was ich kann, versprach der Monteur. – Aber es handelt sich bloß um eine Notlösung. Im Sommer werden Sie wohl eine neue Heizanlage einbauen müssen. Kostet Sie um die 16 000!

Dieses Mal schenkte Papa sich selbst das Glas voll.

– Gehen Sie schon an die Arbeit!, flehte er. – Ich fürchte, die Wasserleitungen frieren uns sonst noch ein!

Der Mann verschwand im Keller. Hin und wieder ertönte dumpfes Rumpeln, erstarb wieder und lautes Fluchen folgte. Dann begann endlich der Brenner zu surren, aber auch er verklang bald wieder. Frau Geiger hatte uns einen kleinen elektrischen Ofen geliehen. Um diesen kauerten wir uns zu fünft und horchten hoffnungsvoll auf die Geräusche, die aus dem Keller nach oben drangen.

Als die Hausglocke schrillte, wollte keiner öffnen gehen.

– Geh schon, Lilian!, forderte Papa die Kleine auf. Murrend erhob sie sich.

– Frau Seiler!, zwitscherte sie alsbald vor der Tür. – Kommen Sie nur herein!

Papa zog die Brauen zusammen. Er warf Mama einen Blick zu, doch Mama rührte sich nicht von der Stelle. Da trat Lilian auch schon mit Frau Seiler im Schlepptau in die Stube.

– Reto hat mir erzählt, dass Ihre Heizung nicht mehr funktioniert, sagte Frau Seiler – Da dachte ich mir, ich bringe Ihnen unseren Heißluftofen, der heizt einen Raum blitzschnell auf.

– Wie lieb, sagte Mama, – herzlichen Dank! Wir frieren wirklich fürchterlich, nicht wahr, Bruno!

Papa murmelte etwas in sich hinein und nickte Frau Seiler aus sicherer Distanz zu.

– Nehmen Sie Platz!, forderte Lilian, das gut erzogene Kind, Frau Seiler auf. – Soll ich Teewasser aufsetzen, Mama?

Ohne Papa zu beachten, nickte Mama und wies Frau Seiler einen Stuhl zu. Papa erhob sich.

– Ich gehe in den Keller, sagte er, – mal sehen, ob der Monteur unsere Heizung wieder in Schuss bringt!

Fast fluchtartig verließ er das Zimmer.

– Hoffentlich störe ich Sie nicht!, sagte Frau Seiler und sah ihm unsicher nach.

– Ach was, sagte Markus. – Papas Stimmbänder sind bloß eingefroren, deshalb ist er so brummlig.

Mama lächelte verkrampft.

– Wie geht's Reto?, fragte sie.

– Ach ja, Reto ... vielleicht hat's Daniela erzählt? Er ist ganz schrecklich erkältet. Nun hat er wieder stärkere Medikamente bekommen. Wir hoffen, dass sie wirken werden.

Ich stellte die Teetassen auf den Tisch, Lilian brachte den Krug aus der Küche. Allmählich wurde es dank der beiden kleinen Öfen behaglich war.

Lilian begann zu plaudern. Wenn die Kleine mal in Schwung ist, ist sie schwer zu bremsen. Nach fünf Minuten wusste Frau Seiler bereits, dass unsere neue Heizung um die 16 000 zu stehen kommen würde und wir so viel Geld gar nicht hätten. Mama warf ihr beschwörnde Blicke zu, doch Lilian sprudelte weiter. Nun griff sie das Thema Aids auf. Ganz genau wollte sie von Frau Seiler wissen, wie Retos Krankheit verlaufen würde.

– Schweig endlich!, sagte Mama ärgerlich. – Sie ist furchtbar vorlaut, unsere Tochter!, wandte sie sich entschuldigend an Frau Seiler.

– Lassen Sie sie nur, sagte diese. – Es ist mir wohler, wenn man offen über Retos Krankheit sprechen kann, als wenn man verkrampft darum herumredet.

Als Papa aus dem Keller zurückkehrte, saßen wir zufrieden um den Tisch und tranken heißen Tee.

– Setz dich!, forderte Mama Papa auf. Er blickte unentschlossen zu uns und sah sehnsüchtig zur Tür. Doch Mama ließ ihm keine Fluchtmöglichkeit. Sie goss Kirsch in sein Glas und füllte eine Tasse mit dampfendem Tee. Papa ließ sich am äußersten Tischende nieder und kippte erst mal den Kirsch in sich hinein. Vermutlich erhoffte er sich dadurch das Absterben sämtlicher Viren. Markus zwinkerte mir belustigt zu.

– Es ist so freundlich von Ihnen, wie Sie mich in Ihrem Haus aufnehmen!, wandte sich Frau Seiler an Papa. – Ich bin da anderes gewohnt. Es macht mich oft traurig, wie sich die Bewohner unserer Straße verhalten!

Papa räusperte sich ausgiebig und Lilian erstickte ein Kichern in ihrem Taschentuch. Mama rührte so heftig in ihrer Teetasse, dass der Tee überschwappte. Frau Seiler schien dies alles nicht zu bemerken. Sie erzählte von den neuesten Untersuchungen an der Universitätsklinik und seufzte dann:

– Das Vorurteil, das manche Menschen haben, ist fast noch schlimmer als die Krankheit selbst! Stellen Sie sich vor, es gibt immer noch welche, die fürchten sich mit Aids zu infizieren, wenn sie einem Kranken auch nur die Hand reichen!

Papa schenkte sich nochmals Kirsch nach. Sein Blick kam mir schon reichlich verschwommen vor. Aber was sagte er da, mein Vater?

– Das ist wirklich kaum zu glauben!, meinte er kopfschüttelnd.

Und von diesem Moment an, als wäre ein Bann gebrochen, plauderte er mit, rückte sogar seinen Stuhl näher zu Frau Seiler. Sein Gesicht wirkte heiter und entspannt und wenn dies auch teilweise dem Alkohol zu verdanken war, atmeten wir doch alle tief auf.

Als Frau Seiler endlich aufstand und ihm herzlich die Hand hinstreckte, ergriff er sie und drückte sie fest.

– Nichts zu danken, wehrte er ab – ist doch selbstverständlich. Bei uns sind Sie immer willkommen!

Wir waren sprachlos. Als sich die Tür hinter Frau Seiler schloss, fügte er allerdings noch hinzu:

– Das gilt für Frau Seiler, nicht für Reto!

Mit diesen kernigen Worten verschwand Papa erneut im Keller.

– Mach dir nichts draus, Daniela!, sagte Markus. – Denk dran: häppchenweise! Heute hat Papa einen rechten Brocken geschluckt!

Nahezu glücklich räumten wir das Geschirr zusammen. Da setzte im Keller der Brenner ein. Wir lauschten seinem Surren wie einer Symphonie von Beethoven. Papa und der Monteur kehrten zufrieden in die Stube zurück. Erstmals seit Monaten waren wir wieder so etwas wie eine harmonische Familie.

Im März versetzte mich die neue Oberschwester auf die medizinische Abteilung. Zu Schwerstkranken. Sie tat es wohl absichtlich: Damit ich genau wissen würde, was mich in meinem zukünftigen Beruf erwartete. Nicht nur Kranke, die alsbald als geheilt entlassen werden konnten. Nicht nur Operierte, die oft nach erstaunlich kurzer Zeit aufstehen und heimgehen durften. Nicht nur alte Menschen, die ihre Lebenszeit gelebt hatten, und es sich akzeptieren ließ, dass für sie nun die Zeit zum Sterben gekommen war. In meiner Abteilung lagen fast alle Krebskranke, die nach unzähligen Operationen, Bestrahlungen und Chemotherapien den Kampf aufgeben mussten.

Anfangs glaubte ich, dieses Leiden rund um mich herum nicht ertragen zu können. Ich geriet tatsächlich erstmals in ernsthafte Zweifel, ob ich dem Beruf einer Krankenschwester gewachsen sein würde. Wie schaffte dies das Pflegepersonal? Es gab Schwestern, die seit Jahren auf dieser Abteilung arbeiteten. Und sie schienen diesen aufreibenden Lebenskampf hinter jeder Tür zu ertragen, ohne Schaden zu nehmen daran.

Mit der neuen Oberschwester Elsbeth verstand ich mich nicht so gut wie mit Schwester Klara. Sie war zwar viel jünger, aber sie wirkte kühl, sachlich und distanziert. Ich wagte nicht, mit ihr über meine Bedenken zu sprechen, und tat dies mit der Abteilungsschwester.

– Weshalb hast du dich nie versetzen lassen?, fragte ich sie. – Du hast seit Jahren Sterbende um dich herum. Wär's nicht schöner, du dürfest hin und wieder auch Menschen gesund werden sehen?

Nora sah mich nachdenklich an.

– Das fragen mich viele, sagte sie. – Aber glaub mir, für mich gibt's nicht Sinnvolleres, als diesen Patienten ihre letzten Lebenswochen noch etwas zu erleichtern. Auf keiner andern Abteilung findest du so viel Dankbarkeit wie hier, bei den Sterbenden. Für dich ist's wohl besonders schwierig, weil du deine Freizeit wiederum mit einem Sterbenden verbringen musst, nicht wahr. Da kannst du nie auftanken!

Ich zuckte zusammen, als sie das sagte. Wenn ich an Reto dachte, wollte ich nicht an einen Sterbenden denken. Ein Kämpfender, das war er. Er wehrte sich gegen das Fortschreiten der Krankheit. Weiter mochte ich selten denken.

Plötzlich sah ich die Patienten mit andern Augen an. Viele unter ihnen waren noch jung. Irgendwann, eines Tages, würde auch Reto so daliegen, abhängig von der Pflege Fremder. Dem Tod ausgeliefert. Und ich begann, mich mit aller Kraft für diese Menschen einzusetzen. Meine Arbeit bekam Sinn. Und sie half mit, mich mit dem Gedanken an einen endgültigen Abschied von Reto vertraut zu machen. Es waren zwei harte Monate. Wenn ich abends aus dem Krankenhaus trat, atmete ich tief die frische Luft ein. Schaute zum Himmel hoch, auf dem sich Wolken jagten oder in dessen Blau vielleicht gerade ein silbernes Flugzeug stach. Ich sah die schwarzen, hohen Tannen des nahen Waldes und spürte ein so tiefes Lebensgefühl wie nie zuvor in mir. Ich lebte. Wie ein Rausch durchfuhr es mich: Ich lebte.

Aber es kostete mich auch Kraft. Manchmal fehlte mir jegliche Energie, um mich am Ende eines langen Arbeitstages auch noch Reto zu widmen. Meine Therapeutin, zu der ich nun regelmäßig ging, riet mir, meine eigenen Grenzen zu wahren und ohne Gewissensbisse auch einmal Nein zu sagen. Zu sagen: Du, heute kann ich nicht, bin schon randvoll mit Trauer, Lebensgeschichten, Krankheit und Tod.

Reto nahm dies nicht immer gleich auf. Es gab Tage, da wehrte er sich.

– Bin ich dir weniger wichtig als fremde Patienten?, konnte er da giftig sagen. Oder: – Diese paar Jahre, die mir bestenfalls noch bleiben, müssten wir noch zusammen verbringen können! Spar doch deine Kräfte für unsere Beziehung!

Manchmal aber sagte er auch gar nichts. Er war ständig müde und ging meistens früh zu Bett. Nachts musste er immer wieder aufstehen, um die Toilette aufzusuchen. Er fühlte sich nicht gut, klagte jedoch nie darüber. Ging regelmäßig zur Arbeit und riss sich dort unwahrscheinlich zusammen, damit niemand etwas von seinem Zustand merkte.

Retos Ärzte hatten ihm geraten, eine AZT-Behandlung zu versuchen. AZT war damals das einzige erhältliche Medikament, das den Verlauf von Aids nachweisbar verzögern konnte. Doch oft klagten Patienten über so starke Nebenwirkungen, dass es wieder abgesetzt werden musste. Für viele aber bedeutete AZT doch eine Verbesserung der Lebensqualität.

Leider gehörte Reto zur ersten Patientengruppe. Sein ganzer Körper rebellierte gegen AZT. Nach wenigen Wochen setzte man die Behandlung damit deshalb wieder ab. Man redete davon, später nochmals einen Versuch damit zu machen.

Ein letzter Freitag im März. Für Reto und mich ein besonderer Tage: Wir haben beschlossen, erstmals ins Café HIV zu gehen. Erste Ahnung von Frühling. Die staubfarbenen Winterwolken sind durchsichtigem Blau gewichen. Über das alte Haus neigen sich riesige Bäume. Überlaut, fast schrill zwitschern Vögel in den Ästen. Oder ist's mein Herz, das so hämmert, bebt und lärmt? Ein bisschen Angst in mir. Ein bisschen Neugier auch. Und leises Grauen. Was wird uns erwarten? Auf dem kurzen Weg durch den Park begegnen uns andere junge Menschen. Sie schauen uns freundlich und ohne Neugier an. Ich atme auf, wie ich bekannte Gesichter entdeckte: Röbi und Trix stehen unter der Tür.

– Schön, dass ihr auch mal kommt!, begrüßt uns Trix, zieht uns ins Haus. Tische sind in einem großen, hohen Raum verteilt. Es riecht nach Kuchen und Kaffee. Auf den ersten Blick dieselbe zwanglose Atmosphäre wie in irgendeinem Kaffee in der Stadt: Plaudernde Menschen sitzen zusammen, essen und trinken.

Und doch ist hier alles anders. Bis auf ein paar wenige Ausnahmen sind in diesem Raum alle HIV-positiv oder bereits aidskrank.

Ich möchte nach Hause. Will hier nicht dazugehören.

Gesprächsfetzen dringen so verschwommen und gedämpft an mein Ohr, als höre ich sie durch ein dickes Tuch. Retos Hand, an die ich mich klammere, ist feucht.

Da ein junger Mann mit deutlichen, dunklen Flecken auf der Haut, dem für Aids so typischen Kaposisarkom. Krebs.

Dort jemand mit einem schräg übers Gesicht verlaufenden Hautausschlag: Gürtelrose. Hier einer, dessen Lippen von einem Bläschenausschlag unförmig aufgedunsen sind. Brandmagere Gestalten, zum Teil in Rollstühlen zusammengekauert. Jemand, der sich mit zittriger Hand ein Tortenstück zum Munde führt, sichtbar Mühe mit dem Kauen hat.

Und dann aber auch Menschen, wie sie zu Tausenden durch unsere Straße gehen. Und doch sind viele davon einer tödlichen Bedrohung ausgesetzt. Auch Reto gehört zu ihnen. Noch sieht man ihm seine Krankheit nicht an.

Röbi zieht uns zu einem Tisch, an dem noch zwei Plätze frei sind.

– Zum ersten Mal hier?, fragt das Mädchen neben mir. Ich nicke betreten, wende in meiner Verlegenheit den Kopf auf die andere Seite. Ein Mann um die vierzig sitzt da. Seine riesigen Augen brennen mir ein Loch ins Herz. Da schaue ich zu Reto. Blicke nur noch zu Reto, versuche, Augen und Ohren zu verschließen. Denke nur noch eines: Nie, nie darf Reto so krank werden, wie viele hier im Café HIV bereits sind.

Nicht hinhören. Wegsehen. Eine Glasglocke um mich aufbauen. Der Mann mir schräg gegenüber sieht doch völlig gesund aus! Der doch nicht! Der ist doch normal! Mein Gott, normal! Alle sind hier normal, so normal wie ich! Gehöre ich selbst zu denjenigen, die Mauern errichten, Aidskranke von der Gesellschaft ausgrenzen wollen?

Meine Hände liegen nun zu Fäusten geballt in meinem Schoß. Da spüre ich Retos Finger, die sie sanft zu lösen versuchen. Tief atme ich durch. Das Mädchen verschüttet Wasser auf meinen Pullover und entschuldigt sich.

– Macht doch nichts, es ist ja bloß Wasser!, höre ich mich sagen. Ich zwinge mich, sie anzuschauen. Blaue Augen und blondes Haar. Außergewöhnlich hübsch. Sie also auch. Sie auch. Sie!

– Verdammte Scheiße, murmelt sie, – es wird immer schlimmer. Heute kann ich bloß Wasser trinken. Ich habe im Mund, in der Speiseröhre, einen Pilz und kann kaum schlucken. Na ja, es ist bereits nicht mehr so schmerzhaft wie gestern, seit ich neue Medikamente nehme.

– Das vergeht, tröstet der Vierzigjährige, – morgen spürst du nichts mehr davon. Lästig ist bloß, dass du die Medikamente nun dauernd nehmen musst, sonst kehren die Symptome zurück. Ich nehme zur Zeit 24 Tabletten täglich.

Ich glaube, nicht recht gehört zu haben.

– Wie viele?, frage ich und erhalte dieselbe Antwort.

– Tom ist bereits bei 30, meint mein Nachbar zur Linken lakonisch. Retos Finger, die sich in meine Fäuste gedrängt haben, sind nun selbst verkrampft. An seinem Handgelenk spüre ich den rasenden Pulsschlag. Er hat Angst. Er hat Grund, sich zu ängstigen. Die Szene an unserm Tisch muss auf ihn wie ein böser Traum wirken. Ich bin gesund. Erleichterung spült über mich, macht mich endlich frei. Es liegt an mir, gesund zu bleiben. Aids ist kein Schicksal mehr, dem man ausgeliefert ist. Man kann es verhindern.

Hier, in diesem Raum, ist es für die meisten zu spät.

An unserm Tisch scheinen sie zu wittern, dass ich nicht eigentlich zu ihnen gehöre, dass Reto derjenige ist, welcher …

– Du bist o. k., nicht wahr?, fragt mich das Mädchen. – Ich finde es toll, dass du deinen Freund begleitest!

– Wie steht's denn bei dir, Reto? Wie sind deine Blutwerte?, wendet sie sich an ihn.

– Vorläufig noch recht gut, antwortet Reto so leise, dass man ihn kaum versteht.

– Das kann noch lange so bleiben, sagt der Vierzigjährige, der sich als Alf vorgestellt hat. – Du brauchst dich nicht zu sorgen. Wie steht's mit AZT?

Plötzlich reden sie alle. Zwei, die vorher am Nebentisch gesessen haben, ziehen ihre Stühle zu unserm Tisch und stellen sich sogleich vor. Stellen sich vor mit samt ihrer Krankengeschichte. Hier, im Café HIV, sind sich alle gleich, keiner braucht Hemmungen zu haben. Das Wort Aids wird offen ausgesprochen. Ich spüre, wie Reto allmählich auflebt.

Man spricht über Erfahrungen mit verschiedenen Medikamenten. Man erzählt sich Erlebnisse mit ›den Negativen‹, wie sie die Gesunden nennen. Bei gewissen Schilderungen muss man sich schämen, zu dieser Gesellschaft zu gehören. Unwillkürlich denke ich an Papa.

Hier sitzen vermutlich Homosexuelle und Drogensüchtige, Prostituierte und Sozialarbeiter. Kranke und Gesunde. Und keiner wird ausgestoßen. Jeder spricht mit jedem. In dieser kranken Welt verhalten sich alle so, wie man sich in der gesunden Welt mit Selbstverständlichkeit verhalten müsste.

Nach und nach lernen wir sie fast alle kennen. Namen,

Schicksale rasen durch meinen Kopf, durch mein Herz. Angst und Grauen weichen. Ich fühle mich wohl. Ja: wohl. Weil hier jeder so sein darf, wie er ist. Weil keiner dem andern etwas vormachen muss. Weil alle gesellschaftlichen Schranken gefallen sind.

Das Plaudern von über dreißig Menschen erfüllt den Raum. An einem Tisch beginnt ein Mann plötzlich haltlos zu weinen. Sogleich legen sich von links und rechts Arme um seine zuckenden Schultern. Er ist nicht allein, wenigstens hier ist er nicht allein. Wo sind wohl all die andern HIV-Positiven, all die andern Aidskranken unserer Stadt? Wo müssen sie sich verkriechen und verleugnen, all die Kranken unseres Landes, aus Europa, aus der ganzen Welt? Wo finden sie Hilfe und Halt?

Erst spätabends verlassen Reto und ich das Café HIV. Wir haben viele Zettelchen mit Adressen eingesteckt. Ich hänge mich bei Reto ein, er drückt meinen Arm.

– Ich kann dir nicht erklären, was jetzt in mir vorgeht, sagt er einmal. Und versinkt wieder in Schweigen. Doch ich ahne es und bin froh. Das Netz, welches ihn auffängt und auch trägt, hat sich vergrößert und verstärkt. Zur Familie, zu mir, zur Aidshilfe sind Menschen gekommen, mit denen er reden kann, zu denen er jederzeit flüchten darf. Die ihn verstehen werden, weil sie selbst Betroffene sind. Die hohen Bäume, die mir beim Kommen fast bedrohlich vorgekommen sind – nun bieten sie Schutz vor Kälte, vor Angst. Ihre Zweige breiten sich wie Arme über uns aus.

Reto und ich bleiben stehen. Lehnen uns aneinander. Spüren des Atems des andern als zarten Hauch auf der Haut. Weit weg, gedämpft durch Bäume und Sträucher, rollt der Verkehr durch die Straßen.

Es ist gut so, wie es ist; wie wir zueinander stehen.

Ein Abend am Apfelblütenweg, ein Abend wie viele andere.

Ich hatte mir in der Küche das warm gehaltene Essen geholt und setzte mich noch für eine Weile zu Papa, Mama und Lilian in die Stube. Nicht, weil's mir nach diesem anstrengenden Tag so sehr ums Familienleben gegangen wäre. Mehr aus Pflichtbewusstsein. Wegen Mama. Erstmals in diesem Frühling waren die Fensterflügel offen geblieben. Fast betäubend süßer Fliederduft drang herein. Schwarz die Nacht vor dem Fenster.

Mama hatte den Kopf über ihre Häkelarbeit geneigt. Die Brille war auf ihre Nasenspitze gerutscht, lautlos zählte sie Maschen. Papa war in die Zeitung vertieft und Lilian kritzelte lustlos Zahlen in ein Schulheft. Familienidyll ... Nur Markus war weg, es war Dienstag, somit ein Gaby-Steiner-Abend!

Plötzlich legte Mama ihre Arbeit beiseite, reckte und streckte sich und klappte die Brille zusammen. Tief sog sie die Luft ein, die durchs offene Fenster strömte.

– Weißt du noch, Bruno ..., fragte sie.

Papa warf ihr über die Schultern einen kurzen Blick zu und brummelte: – Hm.

– Weißt du noch, vor zwanzig Jahren ... da roch es auch nach Flieder. Und du hast mich ...

– Ich bin am Lesen!, sagte Papa.

– ... in die Arme genommen und gesagt, dass du mich heiraten möchtest ..., fuhr Mama unbeirrt fort.

Lilian legte den Füller auf den Tisch und hörte gespannt zu. Aber es gab nicht mehr viel zuzuhören. Papa raschelte demonstrativ mit der Zeitung.

– Ich bin am Lesen, wiederholte er.

– ... und, erinnerst du dich: Wie wir zusammen Pläne geschmiedet haben, uns die Zukunft ausmalen! ›Flieder‹ hast du gesagt, ›werden wir irgendwann mal in einem eigenen Garten haben, einen weißen und einen lilafarbenen Fliederstrauch.‹ Und nun, Bruno, haben wir wirklich einen eigenen Garten und einen Fliederstrauch vor dem Fenster!

Mamas Augen waren voller Lichttupfer. Ich konnte mir vorstellen, wie sie als jung ausgesehen hatte. Strahlend und froh wie auf dem Hochzeitsfoto auf ihrem Nachttisch.

Ich hätte Papa schütteln wollen, als er erneut bloß zerstreut nickte und – hm sagte.

Mama verstummte, griff nach der Brille und häkelte weiter. Da rutschte Lilian von ihrem Stuhl und schmiegte sich an sie.

– Wie schön!, rief sie aus. – Daniela, komm, schau dir das an! Mama häkelt ein farbiges Krägelchen! Das passt zu meinem gelben Frühlingskleid!

Mama häkelte tatsächlich ein kanariengelbes Krägelchen. Und hatten ihre bunten Erinnerungen Papas Ohren nicht erreicht, so hob er jetzt den Kopf und warf einen überraschten Blick auf das gelbe Garn.

– Seit wann häkelst du farbige Kragen?, fragte er.

– Seit gestern, sagte Mama, – da habe ich mir plötzlich gedacht, dass es zu Danielas grünem Kleid nett aussehen würde.

Papa faltete bedächtig die Zeitung zusammen.

– So, so, für unsere Tochter, meinte er. – Du hast völlig Recht. So ein gelbes Krägelchen wird sie auffrischen. Sie sieht dann nicht selbst wie eine Aidskranke aus, wenn sie mit ihren Freunden unterwegs ist!

Mama rollte stumm das Garn zusammen. Steckte die Brille ins Futteral zurück.

– Danielas Freunde haben wenigstens noch ein Herz!, sagte sie mit zittriger Stimme. Und dann ging sie aus dem Zimmer.

Papa schüttelte den Kopf.

– Weiber!, seufzte er. – Sind immer gleich hysterisch. Kommen ständig mit Gefühlen, als ob Männer keine hätten!

Lilian starrte ihn an. Ihr schmales Gesicht war weiß geworden. Schließlich stand auch sie auf und verließ die Stube.

Papa und ich blieben allein zurück. Es war mir schrecklich unbehaglich zu Mute.

– Du vergiftest die ganze Familie!, polterte da Papa jäh los. – Merkst du es eigentlich nicht? Alles dreht sich nur noch um diesen Reto und Aids und HIV-positiv und Aidshilfe und Ärzte! Zum Kotzen ist's in diesem Haus! Als wäre es verpestet, als hocke das Virus in den Mauern!

Immer lauter wurde seine Stimme.

– Selbst die Kleine wird aufmüpfig. Markus treibt's aus dem Haus und Mama meint, sie könne die Welt verändern!

Als er Atem holte, sagte ich:

– Ich ziehe aus, Papa. Gleich morgen werde ich mich nach einem Zimmer im Schwesternhaus erkundigen. Dann wird hier wieder Ruhe einkehren.

Bevor Papa antworten konnte, riss Mama die Tür auf. Mit knallrotem Kopf schrie sie:

– Wenn Nela auszieht, werde ich in ihr Zimmer ziehen!

Wum!, flog die Tür zu.

Irgendwo begann Lilian zu schluchzen.

Da legte Papa den Kopf auf den Tisch. Presste die Arme darüber. Seine Schultern begannen zu zucken und ich hörte ein Geräusch, das mir fremd war. Das mich zutiefst verstörte: Papa weinte. Mein erster Instinkt war, zu ihm zu eilen. Doch meine Beine gehorchten mir nicht. Sie führten mich zur Tür. Papa blieb allein. Kein Arm legte sich um ihn.

In meinem Zimmer riss ich das Fenster auf. An der Mauer

bogen sich Fliederzweige unter ihrer Blütenlast. Vor vielen Jahren hatten Papa und Mama sich unter solch duftenden Sträuchern Liebe, lebenslange Liebe versprochen. Hatte Mama heute vergeblich versucht, etwas von dieser Liebe zurückzuholen?

Jetzt saßen in vier verschiedenen Zimmern vier verschiedene Menschen und weinten.

Ich sah mich in meinem Zimmer um. Ja, ich würde ausziehen. Distanz schaffen. Morgen schon würde ich die Oberschwester nach einem freien Zimmer fragen.

Reto war schuld. Erstmals empfand ich so etwas wie Wut auf ihn. Weshalb nur hatte ich ihn kennen gelernt, mich in ihn verliebt! Weshalb nur musste Aids auch auf nicht betroffene Familien übergreifen! Unsere Familie hatte Aids auseinander gebracht. Retos Familie war noch mehr zusammengerückt. Oh, ich wollte weg vom Apfelblütenweg! Weg nicht nur von Papa. Weg auch von Reto, von seinem Befund, seiner ungewissen Zukunft! Ich war es müde, stark sein zu müssen. Und ich hoffte tatsächlich, durch die räumliche Distanz auch gefühlsmäßig Distanz gewinnen zu können.

Gleich am andern Tag erkundigte ich mich nach einem freien Zimmer im Schwesternhaus. Und eine Woche später zog ich vom Apfelblütenweg aus. Mit blassem Gesicht half mir Mama beim Packen. Fuhr dann mit mir und den beiden prallvollen Koffern zum Schwesternhaus und räumte mir sorgfältig die Kleider in den Schrank. Bezog mir das Bett und legte Wäsche und einen Stapel mit Spitzenkrägelchen in die Schublade.

– Das wär's dann, sagte sie. – Komm bald zurück, Daniela! Papa wird schon wieder vernünftig!

– Bist du da sicher?, fragte ich.

– Nein, sagte sie und kämpfte mit den Tränen.

Ich sah ihr von meinem Zimmerfenster aus nach, wie sie zur Bushaltestelle schritt. Den Regenmantel hatte sie eng um ihre schmale Gestalt gezogen, die Arme hielt sie fröstelnd an den Körper gepresst. Bei der Kreuzung blieb sie stehen, drehte sich um und winkte mir zu.

In meinem Hals würgte mich ein dicker Kloß. Er ließ sich nicht runterschlucken. Unfähig, einen klaren Gedanken zu fassen, setzte ich mich aufs Bett. Später stellte ich Bücher und Schulhefte ins Regal, breitete ein Tischtuch über den Tisch und klebte ein paar Poster an die kahlen Wände. Als ich meine Toilettensachen auspackte, fand ich eine Familienfotografie, Mama musste sie mir ins Etui gelegt haben. Familie Bach strahlt in die Kamera. Papa hielt schützend die Arme über uns alle gebreitet. Mama stand auf der Seite, war halb von Markus verdeckt. In der Mitte thronte Lilianchen, gleich neben ihr saß ich.

Ich warf mich aufs Bett und begann zu heulen.

Eine weitere Woche später bestand ich die Aufnahmeprüfung in die Schwesternschule. Ich konnte nicht begreifen, weshalb ich sie nicht schon beim ersten Mal bestanden hatte. Auch Maria war's gelungen. Und die Direktorin sicherte uns zu, dass wir im Oktober in dieselbe Klasse eingeteilt würden. Alles klappte problemlos, mühelos. Im Pflegeteam auf der Abteilung fühlte ich mich wohl.

Doch merkwürdig: Wie ich nun endlich die Trauer hatte beiseite schieben können, war gleichzeitig auch jegliche Lebensfreude verschwunden.

Die Luft färbte sich blau zwischen den Häusern. Kinder spielen mit Eifer der Dämmerung entgegen. Die Straßen sind voller geschäftiger Menschen, die von der Arbeit heimkehren.

Ich warte auf Reto.

Über Mittag hatte er mich angerufen.

– Ich muss dich sehen!, hatte er gefleht. – Bitte!

Seit ich zu Hause ausgezogen war, haben wir uns nur noch selten gesehen. Nun lebte ich am anderen Ende der Stadt, zwang mich bewusst, mit Kolleginnen Freundschaft zu schließen. Mama und ich telefonierten aber fast täglich zusammen. Oft kam sie auch auf einen Sprung vorbei. Lilian und Markus waren ebenfalls schon aufgetaucht.

Nur Papa nicht.

Reto hielt ich auf Distanz. Ich hatte ihm nichts Näheres über den Hintergrund meines überstürzten Auszuges von zu Hause erzählt.

– Ich begreife das, hatte er gesagt, – nun kannst du morgens länger schlafen, hast keinen derart langen Arbeitsweg mehr.

Kommentarlos schluckte er die Tatsache, dass ich nun für ihn kaum mehr Zeit fand. Ich hatte auch die Therapie bei meiner Psychologin abgebrochen und ging nicht mehr zu Trix. Aids vergessen. Wegschieben. Mit anderen jungen Mädchen zusammen lachen, Unsinn machen.

Zwei-, dreimal hatte ich mich aufgerafft, mit Reto in ein Kino zu gehen. Einmal waren wir sogar zusammen in der Disco.

Aber ich fühlte mich wie gelähmt. War antriebslos vor Erschöpfung.

– Du bist von allen Seiten überfordert. Am meisten von mir!, hatte Reto verständnisvoll gemeint. Er drängte mich deshalb nicht zu häufigeren Zusammenkünften. Auch für ihn wurde die lange Fahrt durch die Stadt allmählich beschwerlich.

Erst heute, da ließ er nicht locker.

– Ich *muss* dich sehen, bitte!, hatte er gesagt.

Ich habe einen kleinen Tisch im Freien gewählt, betrachte die vorbeischlendernden Menschen. Da sehe ich Reto herbeieilen, erkenne ihn schon von weitem an seinem schlenkernden Gang, an seinem wilden Haarschopf. Und noch bevor er mich erreicht hat, kann ich an seinem Gesicht ablesen, dass etwas geschehen ist. Etwas, das nicht gut ist.

Ohne ihm zuzuwinken, warte ich, bis er mich im Gedränge gefunden hat. Ich stehe nicht auf, um ihn zu begrüßen. Als wäre ich auf die Sitzfläche des Stuhles geklebt, bleibe ich sitzen.

Ich fürchte mich vor dem, was er nun gleich sagen wird. Ich will es nicht hören. Aids gibt es nicht. Hat es nicht zu geben!

Ein böser, blutroter Traum ist Aids. Gleich werde ich erwachen.

– Du frierst, stellte Reto fest, wie er mir flüchtig über die Wange streift. – Wollen wir uns nicht einen Tisch im Café suchen?

Ich schüttle den Kopf, spüre, wie er sich hin und her bewegt, als würde jemand an feinen Fäden ziehen. Er braucht nichts zu sagen. Ich weiß, was geschehen ist. Ich will's nicht wissen! Schweig! Ich habe keine Kraft mehr mitzutragen. Ich habe mich überschätzt. Retos Augen wie glühende Kohlestücke in seinem abgemagerten Gesicht. Ein feiner Film von Schweiß über seiner Stirn. Das Haar im Nacken ist feucht von der Hitze. Seine Lippen sind zu einem harten Strich zusammengepresst.

Schweig! Sprich nicht!

– Mein Blutbild ist katastrophal schlecht geworden, ganz plötzlich, sagt er da. – Nun hat mich Aids ganz und gar in den Klauen.

Nein. Ich kann's nicht hören. Bin unfähig zu reagieren. Bleich liegt mein Arm auf Retos blauer Jeansjacke, als wäre er ein vergessenes Requisit, gehörte nicht zu mir.

Von irgendwoher weht Musik wie in Gazestreifen über die Straße. Das Tischtuch ist weiß-rot kariert. Eine Menage mit Essig und Öl, Salz und Pfeffer steht darauf. Die Stühle sind aus Plastik. Ich selbst bin aus Plastik. Aus Kunststoff. Daniela Bach ist eine Puppe ohne Leben.

– Nein!, sagte die Puppe. Viel zu laut sagt sie es, die Gäste am Nebentisch wenden sich neugierig um.

Reto senkt den Kopf.

Und jetzt? Was nun? Ich kann nicht mehr!

Aber ich muss. Ich werde müssen. Ich kann doch Reto nicht im Stich lassen, jetzt erst recht nicht mehr!

– Was bedeutet es, wenn das Blutbild schlechter geworden ist?, frage ich, nur um etwas zu sagen. Ich weiß es doch!

Schaue ihn dann an, diesen Mann, der mir gegenüber sitzt. Meine Augen tasten prüfend über sein Gesicht, verweilen an seinem Hals, Knoten, hinter dem linken Ohr hat er große Knoten.

Die Dämmerung bricht herein. Von den Balkonen wird nach den spielenden Kindern gerufen. Der Wirt schaltet die Lampengirlande ein. Wir sitzen unter bunten, fröhlichen Lämpchen. Gelächter rund um uns.

Retos Todesurteil. Eine Frage der Zeit. Die Sanduhr ist bald abgelaufen.

Ich schließe die Augen.

Später bin ich allein in meinem Zimmer, ich mag mit niemandem sprechen. In Gedanken gehe ich nochmals durch, was ich Reto geraten hatte: ruhig bleiben. Nicht den Kopf verlieren. Sich mit den Ärzten beraten, ob man's nochmals mit einer AZT-Therapie versuchen soll. Mit der Psychotherapeutin Kontakt aufnehmen. Mit Röbi. Ein Gespräch mit dem Aidspfarrer anmelden.

– Und du?, hatte Reto mich unterbrochen. – Du willst mich von Institution zu Institution schicken. Von A bis Z. Du willst mich in Hilfsbereitschaft einhüllen. Wo bist du, Daniela?

Ich hatte auf das karierte Tischtuch gestarrt.

– Ich bin da, hörte ich mich sagen. – Was ich für dich tun kann, werde ich tun!

Aber meine Stimme klang hohl.

Und jetzt, hier, in meinem Zimmer, denke ich, denkt es: Ich kann nicht mehr. Ich will nicht mehr.

Als ich am nächsten Abend müde in mein Zimmer zurückkehrte, saß Mama auf dem Bett. Auf dem Tisch stand eine Vase mit einem üppigen Blumenstrauß darin. Blumen aus unserm Garten am Apfelblütenweg.

– Von Papa, sagte Mama auf den Strauß deutend. – Er hat ihn selbst für dich gepflückt!

Ich setzte mich neben Mama.

– Du weißt es?, fragte ich.

– Deshalb bin ich hier, nickte Mama. – Frau Seiler hat es mir erzählt. Und ich habe mit Papa darüber gesprochen.

– Wie hat er reagiert?

– Ach, Daniela … zuerst überhaupt nicht. Hat gesagt ›Es war ja zu erwarten, dass er daran sterben wird‹. Als ich später vorschlug, wir könnten dich zusammen rasch besuchen, da hat er den Kopf geschüttelt, ging dann in den Garten und kehrte mit dem Strauß zurück.

– Das ist ein Zeichen, murmelte ich. – Das bedeutet mehr als irgendwelche Worte, Mama!

Ich ordnete die Blumen in der Vase. Jede einzelne hatte Papa abgeschnitten. Für mich.

Mama und ich lehnten uns aneinander. Und ich begann zu reden. Erzählte ihr, dass ich Aids vergessen möchte. Dass es Momente gab, wo ich auch Reto kaum noch ertragen konnte. Gestand, dass ich Heimweh hatte. Nach der vorlauten Kleinen, Markus, sogar nach Papa. Dass ich meinen Vogekäfig vermisste, den ich nicht hatte ins Schwesternhaus mitnehmen dürfen. Nach Mamas Mahlzeiten, Mamas Wärme. Und dass an alledem letztlich Reto schuld war.

Mama ließ mich reden und streichelte mir hin und wieder übers Haar.

– Du bist fix und fertig, Nela, sagte sie. – Hast dir zu viel zugemutet und dabei deine Kräfte verbraucht. Ich bin froh, dass du bald Ferien hast. Glaub mir, wenn du erholt zurückkommen wirst, sieht alles wieder anders aus.

– Mama, wenn ich aus den Ferien kommen werde ... was wird dann mit Reto sein? Er hat wohl nicht mehr so viel Zeit vor sich! Und deshalb kann ich mir selbst auch keine Zeit lassen. Für uns gibt's nur noch eine Gegenwart, keine Zukunft mehr! Wenn sein Blutbild derart schlecht geworden ist, ist das Vollbild von Aids nun wohl ausgebrochen. Ach Mama ...

– *Du* hast eine Zukunft Daniela, *du* schon. Und deswegen musst du deine Kräfte einteilen. Die nächsten Monate werden an dir zehren, fürchte ich. Ich lasse nicht zu, dass du vor die Hunde gehst.

Mamas Stimme war ungewohnt resolut.

– Es wird Reto auch nichts bringen, wenn du keine Kraft mehr mobilisieren kannst. Ganz sicher wird er begreifen, dass du Ferien nötig hast. Weißt du übrigens schon, dass ich mich für einen Rotkreuzkurs angemeldet habe?

Ich schaute Mama überrascht an.

– Und Papa?, fragte ich.

– Er wird's schlucken müssen, sagte Mama. – Nun will ich einfach mal an mich denken. Lilian ist in einem Alter, wo sie mich nicht mehr pausenlos braucht. Da werde ich gut hin und wieder ein paar Stunden weggehen können. Ich habe mich informiert: Es werden immer wieder Kurse für Spitalhelferinnen durchgeführt. An einem solchen werde ich nun teilnehmen. Und später möchte ich mich weiter ausbilden für die Pflege Aidskranker. Das würde mich interessieren. Weißt du, mal etwas außerhalb des Hauses leisten, eigenes Geld verdienen und nicht für alles und jedes Papa fragen müssen, das lockt mich schon!

Ich kam nicht mehr aus dem Staunen heraus.

– Mama, sagte ich voller Hochachtung, – das klingt als ob du dir alles gründlich überlegt hättest!

– Stimmt! Habe ich. Hundertmal! Ich weiß bloß nicht, was Papa dazu sagen wird. Er müsste doch eigentlich froh sein, wenn ich finanziell etwas beitragen kann. Wir haben uns mit diesem Haus so in Schulden gestürzt! Dass noch dauernd die Hypothekarzinsen erhöht würden, konnte Papa natürlich auch nicht wissen.

– Mama, häppchenweise!, erinnerte ich sie. – Sag ihm zuerst mal, dass du fürs Haus etwas Geld mitverdienen möchtest und deshalb eine spezielle Ausbildung brauchst.

Mama nickte.

– Ungefähr so habe ich mir das auch vorgestellt. Von Aidspflege erzähle ich ihm vorerst noch nichts. Es war schon ein harter Brocken, dass ich in dein Zimmer gezogen bin.

– Du bist wirklich ausgezogen!, rief ich entgeistert. – Mama, das hätte ich dir nie zugetraut!

– Ich musste, Daniela, ich musste. Gern tat ich's nicht. Ich liebe Papa nämlich, glaub's mir. Aber gegen seinen Dickkopf komme ich mit Worten nicht an. Da hilft bloß Handeln. Letztlich war's auch gar nicht so schlecht, dass du weggezogen bist. Das beschäftigt ihn nämlich gewaltig. Du weißt ja, wie viel ihm die Familie bedeutet.

Als Mama gegangen war, glaubte ich Markus' Stimme zu hören und Lilians besorgten Blick zu sehen. Bei ihrem letzten Besuch hatten sie gefragt:

– Ob die sich trennen, Daniela? Die Stimmung zwischen den beiden kannst du dir gar nicht vorstellen!

– Ach wo!, hatte ich gesagt …

Ich nahm das Kissen in meinen Arm und drückte es auf mein heißes Gesicht. Nichts als Probleme, seit wir an den Apfelblütenweg gezogen waren. Reto. Aids. Schulden, weil Papa falsch kalkuliert hatte. Streit.

Wie würde das alles enden!

Dann fiel mein Blick auf den Blumenstrauß. ›Bring den Daniela!‹, hat Papa gesagt.

Statt kerniger Sprüche für jede Lebenslage schickte er mir nun Blumen.

Ich sehnte die Sommerferien herbei. Vier Wochen Nichtstun. Ausschlafen, gut essen, schwimmen, in der Sonne braten, lesen, tanzen. Marian und ich hatten Badeferien gebucht. In einem kleinen Reisebüro hatten wir ein günstiges Angebot für Ferien in Spanien entdeckt. Sicher alles überfüllt, aber uns war das egal. Bloß mal Sonne und frische Luft. Bloß weit genug entfernt von Zürich, von einem Krankenhaus. Bloß mal keine Probleme.

Beim Hauptbahnhof mit einem Rudel anderer Ferienhungriger in einen Bus einsteigen und uns erst wieder in der kleinen Pension am Meer ausspucken lassen. Und dann gleich in einen Liegestuhl sinken. Keine Kilometer in Gesundheitsschuhen auf harten Linoleumböden.

Und auch keinen Reto. Kein Aids.

Als ich Reto erstmals von meinen Ferienplätzen erzählt hatte, freute er sich mit mir.

– Das wird dir gut tun, mal von allem weg. Und mit Marian kommst du ja super aus.

Später aber klang's dann anders.

– Geh nur!, sagte er. – Genieß wenigstens du dein Leben, wenn ich's schon nicht kann. Vielleicht lernst du auch einen neuen Freund kennen!

Sogleich schlugen Wellen von Schuldgefühlen über mir zusammen. – Du machst mir ein schlechtes Gewissen, Reto!, versuchte ich mich zu wehren.

– Brauchst du nicht zu haben. Ich bin es gewohnt, dass andere ihr Leben in Griff kriegen und ich nicht. Aber bei mir lohnt sich der Aufwand ja auch nicht mehr.

Wo war meine Fähigkeit, mich abzugrenzen, geblieben? Wo Mamas Vorschläge, die sie schön nummeriert auf eine Liste geschrieben hatte? Wo Oberschwester Klaras Ratschläge, wie ich mich selbst aus einem Tief herausziehen konnte? Vielleicht hätte ich doch mit Trix in Kontakt bleiben und regelmäßig meine Therapeutin aufsuchen müssen!

Ich verlor mich in einem Sog von Erschöpfung. In jeder freien Minute warf ich mich aufs Bett und schlief. Meiner

Arbeit ging ich zwar pflichtbewusst nach, schaute aber immer und immer wieder auf die Uhr. Zählte Stunden und Tage bis zu den Ferien.

Retos Depression entging mir nicht. Sein schlechter gesundheitlicher Zustand war nicht mehr zu übersehen. Da er nun oft auch der Arbeit fernbleiben musste, war es nur noch eine Frage der Zeit, bis sein Chef ihn fragen würde, was los sei.

Es gelang mir nicht mehr, ihn in bessere Stimmung zu versetzen. Im Gegenteil, ich ließ mich mitreißen von seiner Trauer und Angst. Ich war müde, von tief innen heraus müde.

– Was wirst denn du machen in den Sommerferien?, fragte ich Reto.

Er zuckte die Schultern.

– Was schon, sagte er. – Vielleicht kann ich mal noch ein paar Tage nach Fidaz fahren. Wohl zum letzten Mal. Es wird besser sein, ich bleib ein der Nähe der Uniklinik.

Ich wusste, dass er hoffte, ich würde betteln, er möge mich nach Spanien begleiten. Auch wenn er so oder so ablehnen musste. Ich tat es nicht. Nicht einmal dazu war ich fähig.

Manchmal sah ich Reto an und dachte an unsere letzten Weihnachtstage. An meine Sehnsucht nach seinen Lippen, Händen, seinem Körper. Unendlich weit lagen diese Tage zurück.

Manchmal, wenn das Telefon in meinem Zimmer klingelte, nahm ich es gar nicht ab. Weil ich nicht im Stande war, Reto Trost zu spenden, weil ich mich völlig verbraucht fühlte.

Oft spähte ich, bevor ich das Schwesternhaus verließ, vorsichtig durch das Fenster, ob Reto auf mich warten würde.

Weil ich ihm nicht gegenübertreten wollte.

Einmal, kurz vor meinen Sommerferien, stand wirklich jemand dort und wartete auf mich. Nicht Reto.

Aber Papa.

Er erinnerte mich an einen Bären im Bärengraben, wie er unter der hohen Platane stand, die Hände fast bittend gefaltet, aufrecht und schwerfällig. Mit klopfendem Herzen ging ich auf ihn zu. Ohne mich zu verabschieden, hatte ich vor Wochen das Haus am Apfelblütenweg verlassen. Und Papa hatte mich kein einziges Mal angerufen, keines seiner verletzenden Worte zurückgenommen. Doch Mama hatte mir seinen Blumenstrauß gebracht …

Ohne sich vom Fleck zu rühren, schaute er mir entgegen. Kein Lächeln hätte mir die Begrüßung erleichtert.

– War gerade in der Nähe und wollte mal schauen, wie's dir geht, sagte er. Meines Wissens ging Papa allerdings nie von seinem Büro weg!

– Hast du Zeit?, fragte er. – Wir könnten zusammen etwas essen. Er wies zur Kneipe auf der anderen Straßenseite.

– Klar, sagte ich. – Ich habe jetzt Feierabend. Kam heute noch nicht zum Essen, so ein Stress war! Aber Mama wird auf dich warten!

– Ach wo, die wartet nicht. Ist ja alles anders geworden, murmelte Papa und zog mich über die Straße.

Himmel, was soll ich bloß mit ihm reden!, dachte ich fast verzweifelt, als Papa sich über die Speisekarte neigte.

Papa hatte, wenn wir mal auswärts essen gingen, meist für die ganze Familie bestellt. Deshalb war ich erstaunt, als er nun für sich Fleischkäse mit Spiegelei und Salat wählte, mich dann aber abwartend ansah.

– Und du? Was möchtest du? Ich lade dich ein!

Hastig begann ich in der Karte zu blättern und entschloss mich dann für einen Geflügelsalat. Als die Serviertochter ging, sahen wir uns über den Tisch hinweg an. Um Papas Augen plötzlich ein Kranz von Lachfältchen.

– Siehst du, ich lerne dazu. Selbst ich!, sagte er. Und dann, unerwartet und brüsk:

– Komm wieder nach Hause, Daniela! Bitte! Ich werde mich bemühen, damit wir uns besser vertragen.

– Ich kann nicht, sagte ich zögernd. – Du weißt: Reto. Nun ist er so schwer krank, dass er mich erst recht brauchen wird. Es ist sinnlos, wenn wir zwei uns gegenseitig aneinander aufreiben, Papa. Ich kenne deinen, du meinen Standpunkt.

Schweigen breitete sich zwischen uns aus. Ich war froh, als die Serviertochter die Gläser mit dem Mineralwasser brachte und ein Körbchen mit knusprigem Brot auf den Tisch stellte. Hungrig griff ich nach einer Brotschnitte.

– Und wenn ich dich machen lasse, Daniela? Wenn ich mich nicht mehr in dein Privatleben einmische? Ich machte mir ja nur Sorgen um dich! Ich habe aber kürzlich lange mit einem Arzt gesprochen, der hat mir diese Sorgen etwas ausreden können. Es scheint tatsächlich medizinisch erwiesen zu sein, dass man sich nur über die allgemein bekannten Ansteckungswege mit Aids infizieren kann. Für unsere Familie ist der Kontakt mit Reto also wirklich ungefährlich.

Vor Überraschung vergaß ich zu kauen. Papa hatte sich informieren lassen! Und der Autorität eines Arztes mochte er mehr Glauben schenken als uns gewöhnlich Sterblichen. Egal, Hauptsache, Papa war endlich überzeugt worden!

– Eine Familie gehört doch zusammen!, fuhr Papa weiter.

– Stell dir vor, nun will Mama noch einen Kurs besuchen und später arbeiten gehen. Unsere Familie zerfällt allmählich!

– Das siehst du verkehrt, Papa!, rief ich aus. – Mama will gerade das Gegenteil erreichen. Sie will etwas beitragen, mitverdienen, mithelfen. Dann kommt sie auch hin und wieder mit anderen Menschen zusammen. Sie ist ja bald während des ganzen Tages allein zu Hause!

– Ihr steckt natürlich mal wieder unter derselben Decke!, sagte Papa, aber er lächelte dazu. – Ich möchte wetten, dass du über Mamas Pläne besser Bescheid weißt als ich! Na ja, wenn ein bisschen Geld dazukommt … das wäre wirklich nicht schlecht!

Das Essen wurde aufgetragen. Schweigend aßen wir, jeder in seine Gedanken vertieft. In all den Jahren war ich noch nie mit Papa allein essen gegangen. Noch nie hatten wir miteinander über etwas anderes als den üblichen Familienkram gesprochen. Wer war er eigentlich? Und wie fühlte er sich? Hatte er Sorgen? War er vielleicht sogar hin und wieder traurig?

Ich sah ihn nachdenklich an, entdeckte neue Linien in seinem Gesicht und dass das graue Haar an den Schläfen nun weiß geworden war.

Zaghaft streckte ich meine Hand über den Tisch.

– Ich habe mich riesig übe deine Blumen gefreut!, sagte ich. – Danke! Aber ich glaube doch, dass ich vorläufig noch im Schwesternhaus wohnen bleibe, Papa. Im Moment bin ich so durcheinander, weiß selbst nicht, wie das mit Reto weitergehen soll. Alles wächst mir über den Kopf!

– Das kann ich mir denken, meinte Papa. – Als ich letzte Nacht nicht schlafen konnte, versuchte ich mir vorzustellen, Mama wäre unheilbar krank. Egal, was für eine Krankheit sie hätte: Ich könnte sie nie im Stich lassen. So ungefähr muss es für dich mit Reto sein.

Mich würgten Tränen im Hals. Mein Vater. Papa. Und ich

seine Tochter. Wir waren auf einem Weg, auf einem neuen Weg, auf einem guten Weg.

Papa seufzte und stocherte mit der Gabel in seinem Teller. Ei, Fleischkäse und Salat mischten sich zu einem unappetitlichen Brei. Offenbar dachte er aber, dass es fürs Erste genug war. Er wechselte das Thema. Erzählte von Lilian und dass ihr Lehrer hoffe, sie werde in einem Jahr die Gymiprüfung schaffen. Und dass Markus und diese Gaby Steiner Schluss gemacht haben. Dann: dass Mama nicht mehr häkeln würde.

– Alles ist anders jetzt, wiederholte er.

Ich hängte mich auf dem Weg zum Schwesternhaus bei Papa ein. Es war ein schöner Sommerabend. Vom Wald her wehte der Duft von Harz, Moos und Holz. Papa legte den Kopf zurück und schaute zum Bettenhaus der Klinik hoch.

– Hier also arbeitest du!, sagte er. – Was für Schicksale hinter jedem Fenster! Und du trägst sie mit. Hut ab vor dir, Daniela!

Ich zeigte Papa die Fenster der Abteilung, in der ich zur Zeit beschäftigt war, und erzählte ihm von der alten Frau Keller, die mit ihrem Witz das gesamte Pflegepersonal zum Lachen bringen konnte.

– Gottlob ist's nicht immer nur bitterernst und geht um Leben und Tod!, sagte Papa erleichtert. – Die Klinik liegt auch schön! Die Patienten sehen aus allen Fenstern entweder über die ganze Stadt oder zum Waldrand. Für das Personal dürfte es angenehm sein, unter so modernen Bedingungen arbeiten zu können, nicht wahr!

– Grüß mir Mama, Markus und Lilian!, bat ich Papa unter der Tür. Und wie ich ihn so mit hängendem Kopf dastehen sah, fügte ich rasch hinzu:

– Ich werde euch nächstes Mal besuchen. Muss ohnehin noch ein paar Kleider für die Ferien holen.

– Mach das!, sagte Papa erfreut. – Aber bitte komm, wenn ich auch zu Hause sein werde!

– Sicher!, versprach ich.

In dieser Nacht schlief ich tief und ruhig.

Reto litt unter zahlreichen Pilzerkrankungen, als ich ihn wieder sah.

– Ist doch egal, sagte er gefährlich ruhig. – Wenn ich schon sterben muss, soll's wenigstens nicht mehr lange dauern.

All seine Schleimhäute waren von einem Bläschenausschlag übersät, die Blutwerte innerhalb von drei Wochen noch schlechter geworden. Die Ärzte wollten nochmals einen Versuch mit AZT machen, doch Reto wehrte sich dagegen. Die Nebenwirkungen während der letzten Behandlungsphase waren ihm in allzu schlechter Erinnerung.

Aufgeregt rief ich Trix an und bat sie, mit Reto zu sprechen, ihm auch zu raten, es nochmals mit AZT zu versuchen. Im Café HIV hatten nämlich etliche sehr positiv von AZT erzählt. Doch Trix war nicht meiner Meinung.

– Er ist ein erwachsener Mensch, Daniela, und soll über sich selbst entscheiden dürfen. Wenn er zu AZT eine negative Einstellung hat, würde es vermutlich ohnehin nicht viel nützen. Was ich viel eher empfehlen würde, wäre ein Gespräch mit dem Aidspfarrer. Reto ist psychisch in sehr schlechter Verfassung. Mag sein, dem Pfarrer gelingt es, diese Mauern einzuschlagen, die Reto nun um sich baut.

Ich sprach mit Reto darüber und er lehnte auch das ab. Alles lehnte er ab, schluckte bloß wie ein Roboter seine vielen Medikamente.

– Bis zu meinem seligen Ende, meinte er sarkastisch, als ich ihm eine Tablette aus der Verpackung brach.

– Vielleicht bin ich schon voller schwarzer Hautflecken, wenn du aus den Ferien zurückkehren wirst! Keine Angst, dann werde ich dich von meinem Anblick befreien.

– Red doch keinen solchen Quatsch!, fuhr ich ihn ungeduldig an. – Lass dich nicht so gehen! Längst nicht jeder Aidskranke bekommt dieses Kaposisarkom.

Davor fürchtete Reto sich am meisten: vor dieser sichtbaren Zeichnung, vor diesen schwarzen Flecken, die ihm so abstoßend erschienen.

– Übrigens gibt's kosmetische Pasten, mit denen sich die Flecken recht gut abdecken lassen!

– Schwester Daniela weiß für alles einen Rat!«, sagte Reto spöttisch.

Ja, was die medizinische Seite betraf, da war ich beschlagen, da wusste ich vieles. Was aber die menschliche Seite betraf, war ich ratlos. Ich fühlte mich ohnmächtig. Was hatte er von leeren Worten, halbherzigem Trost!

Und war nicht letztlich seine Hoffnungslosigkeit verständlich? Ich als Gesunde konnte gut reden! Wie aber war's für den Kranken? War nicht auch sein Wunsch, bald und nicht nach endloser Quälerei sterben zu können, begreiflich? Und ich redete von Zusammenreißen und verschiedenen lebensverlängernden Therapien!

Reto hatte stark abgenommen und schwitzte enorm. Solchen Menschen war ich im Café HIV begegnet und ich hatte mich erleichtert dem damals noch so gesund wirkenden Reto zugewandt.

Ich hatte ein schlechtes Gewissen, als ich mich vor den Sommerferien bei ihm zu Hause verabschiedete. Ich fuhr nach Spanien, gesund und munter, voller Vorfreude auch. Und auch mit einer gewissen Erleichterung, dass ich für vier Wochen mal alles hinter mir zurücklassen durfte.

Er blieb zurück. Seiner Krankheit ausgeliefert, seinem Sterben.

Auch bei meiner Familie ging ich vor der Abreise noch rasch vorbei. Ich wurde begrüßt, als wäre ich ein Jahr in Amerika gewesen. Lilian rannte die Treppe herunter und strahlte übers ganze Gesicht.

– Mensch, Daniela, dass du wieder einmal kommst!, rief sie. Und senkte dann kokett die Augenlider, wisperte:

– Du, ich habe einen neuen Freund!

Nichts Neues. Die Kleine war mal wieder verknallt.

Markus drängte sie beiseite und legte brüderlich den Arm um mich.

– Siehst gar nicht so schlecht aus!, sagte er. Ein umwerfendes Kompliment für ihn.

Und Mama stand in der Kleiderschürze unter der Küchentür, ein Leuchten in ihren Augen. Sie rieb sich die Hände trocken und verriet mir, dass sie mein Lieblingsessen gekocht hätte. Papa stellte doch tatsächlich eine interessante politische Fernsehsendung ab, schloss die große Welt einfach aus unserer Stube aus und freute sich über die kleine Familienwelt. Drei Monate war ich nun weggewesen, aber mir kam's viel länger vor. Ich beobachtete Dinge, die mir bis jetzt noch nicht aufgefallen waren. Erste zarte Brustkonturen unter Lilians Shirt. Bartstoppeln auf Markus' Wangen. Was mich fast umwarf: Papa trug für Mama Schüsseln aus der Küche und wartete mit Essen, bis Mama damit begann. Lilian konnte verträumt schweigen. Und Markus' schwankende Stimmbruchstimme hatte sich offenbar endgültig in der Tieflage stabilisiert. Mein keckes Schwesterlein wurde dunkelrot, als Markus sie mit ihrer neuen Liebe aufzog, keine schlagfertige Antwort schien ihr einzufallen. Mama hatte sich das Haar getönt. Und Papa trug ein flottes gelbes Sporthemd.

Alles kleine Dinge.

Und doch große Dinge.

Etwas war in Fluss, hatte sich aus der Erstarrung gelöst, war lebendig geworden. Als ich schließlich zögernd von Reto zu erzählen begann, verschloss sich Papas Gesicht nicht. Er beteiligte sich zwar nicht am Gespräch, warf aber auch keine sarkastischen Bemerkungen ein.

Wir begegneten einander auf neue Art.

Mama half mir später, in meinem Schrank ein paar Hochsommerkleider zusammenzusuchen. Ein wenig seltsam kam es mir ja schon vor, als ich zuerst ihre Kleider beiseite schieben musste.

– Willst du nicht zu Papa zurückkehren?, fragte ich sie.

– Mama verneinte.

– Ich muss einfach hin und wieder allein sein können. Ich mag dieses Schlagwort zwar nicht, aber es trifft nun mal zu: mich selber finden. Immer war ich für andere da, zuerst, als meine Mutter starb, für meine kleinen Geschwister. Dann für Papa, schließlich für euch – ich konnte ja nicht mal einen Beruf erlernen! War immer abhängig. Stell dir vor, ich habe begonnen, Bücher zu lesen! Eine neue Welt für mich! Und weißt du, wie froh ich bin, dass Papa einverstanden ist, wenn ich diesen Rotkreuzkurs mache? Ich glaube bald, er ist schon dankbar, dass ich überhaupt bei ihm bleibe!

Natürlich erzählte ich beiläufig vom Nachtessen mit Papa. Wie Papa gesagt hatte, dass er sie, Mama, nie im Stich lassen könnte, was für eine Krankheit sie auch immer hätte. Na ja, ich schmückte meine Schilderung sogar noch aus, fügte bei, dass Papa sogar von Liebe gesprochen habe.

Mama hörte still zu. Ich sah, wie ihre Augen glücklich glänzten.

– Weshalb sind Männer wohl so verknorzt, wenn's um Gefühle geht?, seufzte sie. – Das heißt, Ärger, Wut und Zorn – das können sie bestens ausdrücken. Aber über Liebe und Zärtlichkeit verlieren sie kaum ein Wort. Selbst Markus hat Mühe damit, dabei müsste er doch vor uns weiß Gott nicht den harten Mann markieren!

– Aber vor seinen Kameraden! Und vielleicht auch vor Papa, sagte ich. – Du, was ist eigentlich mit Gaby passiert?

– Keine Ahnung. Markus hat nichts erzählt. Da siehst du's wieder: dieses Schweigen, in sich Reinwursteln. Mit einer Eroberung hätte er vielleicht angegeben. Dass sie ihn aber hat sitzen lassen, hat er verschwiegen. Dabei hat's ihn recht heftig mitgenommen.

Armer Bruder! Und doch war ich ein klein wenig erleichtert. Ach, zum Kotzen war's! Aids ließ so viele schreckliche Gefühle hochkommen. Angst und Engstirnigkeit, Sturheit, Misstrauen. Andererseits hatte ich doch auch Hilfsbereitschaft, Verstehen und Großherzigkeit erfahren dürfen im Zusammenhang mit Retos Krankheit. So oder so: Aids zwang zur Stellungnahme. Zu Veränderungen. Vielleicht auch: zu einer neuen Menschlichkeit. Oder müsste dies tun!

Spät in der Nacht begleiteten mich Mama und Papa zusammen zur Bushaltestelle. Erst jetzt erfuhr ich, dass Papa sein Auto verkauft hatte. Weil er sich die Kosten sparen wollte. Oder vielmehr: musste. Und auch, weil wir doch so mitten in der Stadt mit Straßenbahn und Bus nicht unbedingt ein Auto brauchten. Ganz schöne Probleme schleppte Papa da mit sich herum. Das schwerste war wohl die Sache mit Reto und mir. Dann Mamas Reaktion. Markus' für Papa so enttäuschende Berufswahl. Markus hatte sich nämlich entschlossen, nach den Sommerferien eine Automechanikerlehre zu beginnen. Das war ganz und gar nicht das, was Papa sich für seinen einzigen Sohn erträumt hatte. Und zu alldem kamen noch finanzielle Probleme hinzu.

Hatte er eigentlich einen Freund, mit dem er darüber sprechen konnte? Ich wusste es nicht. Im Grunde genommen wusste ich nicht viel über Papa.

Seilers Haus war hell erleuchtet, als wir daran vorbeigingen. Auch in Retos Zimmer brannte Licht. Wie lange würde dort wohl noch Licht brennen? Ich schaute zu seinem Fenster hoch. So viel Weh in meinem Herzen. Und zu meiner Scham aber auch Erleichterung: weil ich nun vier Wochen Ferien haben würde. Weg von Aids und seinem lähmenden Schatten. Nur noch Sonne und Licht.

Ich küsste Papa und Mama, versprach mal anzurufen und auch zu schreiben. Als der Bus wegfuhr, schaute ich zurück und sah Papa und Mama zum Apfelblütenweg gehen. Mama hatte sich nicht bei Papa eingehängt, wie sie dies früher immer tat.

Aber sie gingen wenigstens in dieselbe Richtung.

Ich denke auch jetzt noch gern daran zurück: Spanien. Ferien. Das Meer, welches sich grenzenlos in einem fast weißen Himmel zu verlieren schien. Junge Leute. Gelächter. Salzige Haut. Sonnenbrand. Kater.

Ich hatte vergessen, wie unbeschwert das Jungsein sein konnte.

Dass man Zukunftspläne schmieden, Luftschlösser bauen durfte. Dinge, die mit Reto nicht mehr möglich waren. Unsere Pension war an sich scheußlich, so ein bisschen schmuddelig und billig. Aber wann waren wir schon dort! Höchstens lange nach Mitternacht für ein paar Stunden Schlaf. Kaum waren wir wach, packten wir unsern Badekram zusammen, überquerten lärmige und schmutzige Straßen, schlenderten an grauenhaften Betonklötzen vorbei. Und dann, nach fünf Minuten, lag der weite Strand mit seinen unzähligen Sonnenschirmen vor uns. Schon während der ersten Tage lernten wir Landsleute kennen. Und abends, in der Disco, dann Menschen aus ganz Europa. Marian verliebte sich in einen jungen Holländer und war kaum noch ansprechbar. Am liebsten hätte sie mich mit seinem Bruder verkuppelt.

– Du musst doch der Wirklichkeit ins Auge schauen!, meinte sie zögernd. – Das mit Reto hat keine Zukunft!

Nein, das hatte es wohl wirklich nicht. Niemand wusste dies schmerzlicher als ich. Doch es war merkwürdig: Mit jedem Kilometer Distanz, den ich seit der Abreise zwischen Reto und mich gelegt hatte, rückte er mir seelisch wieder näher. Nicht, dass ich Heimweh oder sogar Sehnsucht nach ihm gehabt, ungeduldig die Tage bis zur Rückfahrt gezählt hätte. Aber ein Wissen, eine innere Ruhe wuchs in mir. Ein Wissen um das tiefe, unerschütterliche Gefühl für Reto, was auch immer geschehen würde. Meine Verwirrung löste sich wie eine verknotete Schnur. Das Gefühl, mich zu ganz bestimmten Verhaltensweisen zwingen zu müssen, verschwand. Die Erschöpfung wich mehr und mehr der Energie. Ich konnte wieder frei atmen.

Am Strand, im feinen weißen Sand liegend, schrieb ich lange Briefe an ihn. Natürlich erntete ich den Spott der andern. ›Die Daniela schreibt mal wieder ihrem Herzallerliebsten‹ hieß es da. Ich hatte Verehrer, war meistens umringt von jungen Leuten. Aber ich erzählte niemandem von Retos Krankheit. Auch Marian schwieg, wenn die andern Vermutungen anstellten, was für ein Supermann wohl mein Herz erobert hatte. Schämte ich mich? Oder war Aids einfach kein Ferienthema? O doch, es war! Die Jungens hatten Präservative bei sich, sprachen frank und frei darüber. Auch Marian schwor mir, mit Jan nie ohne ... Als wir mal zusammen am Strand hockten, brüstete sich einer, er sei doch kein Angsthase, er riskiere Sex auch ohne Pariser.

– Du spinnst wohl!, wies ihn Marians Freund sogleich zurecht. – Schließlich rennst du auch nicht ohne aufzupassen über eine verkehrsreiche Straße!

Ich war eigentlich überrascht, wie sich alle damit befassten. Kein blöder, geschmackloser Witz fiel. Keiner vertrat mehr die naive Vorstellung, Aids betreffe höchstens Homosexuelle oder Drogenabhängige. Ein einziges Mal war ich nahe daran, meine Geschichte in unserer Runde zu erzählen. Zwei furchtbar magere Gestalten waren an uns vorbeigeschlendert. Der eine Mann hatte am Rücken deutliche, schwarze Hautflecken, das Kaposisarkom.

Da flüsterte Elke:

– Glaubst du, die haben Aids! Dass die sich noch unter Menschen wagen!

– Wo sollen sie denn hin?, fuhr ich sie an. – Willst du sie aussperren? Sie stecken keinen an, bloß weil sie hier am Strand sind. Vermutlich werden sie nicht mehr lange leben. Gönn ihnen doch die Freude, am Meer entlangzugehen, solange sie dazu überhaupt noch fähig sind!

– Sieh an, unsere Daniela, wie die sich ereifern kann!, lachte Tomi. – Du wirst wirklich eine gute Krankenschwester!

Mehr sagte ich nicht zu diesem Thema. Doch Reto war auf eine stille Art bei mir. Was ich auch tat, er begleitete mich. Das Wissen um ihn und seine Krankheit veränderte meinen ganzen Blickwinkel. Als wären all meine Sinne geschärft, nahm ich die Landschaft, das Meer und den Himmel wahr. Konnte ich zuhören und Stimmungen erspüren und den salzigen Wind riechen.

Am letzten Abend unserer Ferien ging ich, als es bereits dunkelte, nochmals ganz allein zum Strand und setzte mich in den Sand. Fast schwarz lag das Meer vor mir. In der Ferne wetterleuchtete es, dunkle Wolkentürme schossen über den Himmel. Nie werde ich mit Reto hier sitzen, nie wird er das sehen, was ich jetzt sehe!, durchfuhr es mich jäh. Eine Wunde riss mein Inneres auf. Ich stützte den Kopf auf meine Knie und sah den kräuselnden Wellen zu, die meine Füße benetzten. Und ich ließ das Weh in meinem Herzen zu, wehrte mich nicht länger dagegen.

Viel später erhob ich mich. Kehrte durch die schwüle Nacht in unsere Pension zurück, wo Marian am Packen war. Ruhig nahm auch ich meinen Koffer aus dem Schrank und suchte meine Kleider zusammen. Als ich bemerkte, dass Marian in ihrem Kummer, sich von Jan verabschieden zu müssen, weinte, nahm ich sie in den Arm.

– Ach, du, sagte sie verschämt, – ich heule, dabei werde ich Jan irgendwann wieder sehen! Und du hättest so viel mehr Grund, traurig zu sein! Reto und du, ihr habt ja keine Zukunft wie Jan und ich.

– Aber eine Gegenwart, die haben wir noch!, sagte ich bestimmt.

August. Die Luft so klebrig und feucht, dass man meint, den Himmel wie ein Taschentuch auswringen zu können. Mein T-Shirt klebt am Rücken. Die Zunge vertrocknet im Gaumen. Marian stöhnt im Sitz neben mir.

– Ich habe nicht mal mehr genug Flüssigkeit für Tränen!, seufzt sie mit Galgenhumor. – Stell dir bloß vor: Übermorgen beginnt wieder der Ernst des Lebens! Die ganze Erholung ist nach dieser endlosen Busfahrt zum Teufel.

Nach zwölf Fahrstunden über glühende Autobahnstraßen erreichen wir endlich das wohl bekannte Verkehrschaos in Zürich. Und Reto wartet. Ich sehe ihn schon, wie wir alle noch aufgeregt unsere sieben Sachen zusammenraffen und uns zwischen den Sitzen hindurchdrängen. Zu meiner Erleichterung sieht er recht gut aus, braun gebrannt und strahlend. Er winkt mir durch die Scheibe, deutet auf den Ausgang.

Wie ich endlich bei ihm bin, nimmt er mich vor allen Leuten in die Arme und küsst mich. Das hat er noch nie in der Öffentlichkeit getan.

– Ah, das ist nun dein Boyfriend!, spöttelt Tomi und reicht Reto seine Hand. – Ich kann dir versichern, dass es keinem gelungen ist, Danielas Herz zu erobern.

Reto legt lachend den Arm um mich und zieht mich weg.

– Nela!, sagt er immer wieder. – Nela, wie herrlich, bist du wieder hier!

Ist dies derselbe Mensch, den ich vor vier Wochen zurückgelassen habe, der sich depressiv treiben ließ und gleichgültig über seinen nahen Tod sprach?

Nicht zu früh freuen! Vielleicht kippt seine Stimmung schon bald wieder um!

Verstohlen schaue ich Reto von der Seite an. Jetzt erst bemerke ich, dass er unter seinem weiten Hemd noch magerer geworden ist. Sehe ich, dass er trotz dieser Hitze ein Halstuch trägt. Auch die verräterischen Bläschen in seinen Ohrmuscheln entgehen mir nicht. Und vor allem fällt mir sogleich auf, dass er das eine Bein beim Gehen stark nachzieht.

– Alles o. k., beruhigt mich Reto, der meinen prüfenden

Blick wahrnimmt. – Ich fühle mich gut. Deine vielen Briefe haben wohl dazu beigetragen!

Wir setzen uns in ein Gartenrestaurant und bestellen Eis.

– Bevor du nach Hause gehst, will ich dich ein bisschen für mich allein haben!, hat Reto gebeten.

Ist er erkältet?

– Nur Heuschnupfen!, sagt er hastig.

Der Glanz in seinen Augen? Kommt er vom Fieber oder von der Freude!

Daniela Bach, nun hör aber mal auf!, weise ich mich im Stillen zurecht. Und höre Reto zu. Erfahre erst jetzt, dass er während zehn Tagen in der Uniklinik war. Weder er noch Mama hatten mir davon geschrieben.

– Damit du dir in den Ferien keine Sorgen zu machen brauchst, erklärt Reto und ergreift meine Hand. – Mal ein paar Wochen ohne Gedanken an Aids hast du dringend gebraucht, nicht wahr!

Er weicht weiteren Fragen nach seiner Gesundheit aus. Ich begreife, dass er nicht in den ersten Wiedersehensstunden davon sprechen mag.

Aber Aids hat sich wie ein Gespenst bereits wieder mit uns an den Tisch gesetzt.

Eine ältere Frau fragt, ob sie Platz nehmen dürfe.

Aufatmend lässt sie sich auf den freien Stuhl sinken.

– Diese Hitze!, stöhnt sie. – Alle anderen Tische stehen an der prallen Sonne. Dass die keine Schirme aufspannen!

Wir lächeln höflich und vertiefen uns wieder in unsere Ferienerlebnisse. Ich spüre, dass die Frau Reto ansieht. Dann mich und wieder Reto.

Plötzlich steht sie auf und sucht murmelnd ihre Tasche und die verschiedenen Einkaufstüten zusammen.

– Mir können Sie nichts vormachen!, sagt sie und streift

Reto mit einem kühlen Blick. – Ich weiß genau, was mit Ihnen los ist!

Und dann drängt sie sich zwischen den Tischen hindurch und lässt sich weit von uns entfernt wieder auf einen Stuhl nieder. An der prallen Sonne.

Reto wird unter seiner Sonnenbräune weiß.

– Die spinnt doch!, versuche ich ihn zu beruhigen. Aber ich bin selbst zutiefst betroffen.

– Man sieht's mir an, Daniela!, sagt Reto bitter.

Das war wohl erst der Anfang, denke ich kochend vor Wut. Bald werden solche Reaktionen unserer lieben Mitmenschen an der Tagesordnung sein. Man wird Reto meiden, als hätte er die Pest.

Unsere Freude hat einen Dämpfer bekommen. Stumm fahren wir im Bus zum Apfelblütenweg.

Bis zu jenem Tag war unser Gartenzaun für Reto eine Grenze. Nie zuvor war er bis in unser Haus gekommen. Nun zog ich ihn durch den Vorgarten, läutete Sturm an der Haustür. Sie wurde fast sogleich aufgerissen.

– Daniela!, brüllte Lilian begeistert. Der ganze Apfelblütenweg wird sogleich gewusst haben, dass ich von den Ferien zurückgekehrt war.

– Mama, Daniela und Reto sind hier!, rief Lilian über die Schultern ins Haus. Mama eilte uns entgegen und umarmte uns alle beide herzlich.

– Schön, dass du mal zu uns kommst!, sagte sie zu Reto. – Mein Gott, bist du hübsch geworden Kind!, wandte sie sich an mich. – Nicht wahr, Reto, sie sieht gut aus! Papa wird auch bald heimkommen, es ist ja gleich zwölf. Erzähl schon, Daniela, wie war's?

Ein wahrer Wortschwall übergoss sich über uns.

– Hast du mir etwas mitgebracht?, wollte Lilian wissen.

– Nun schweig!, lachte Mama. – Zuerst werden wir essen. Reto, willst du nicht bei uns bleiben? Ich habe genug gekocht.

Da ging die Haustür auf und Papa strauchelte fast über meinen Koffer.

– Daniela!, rief auch er freudig. Dann fiel sein Blick auf Reto. Ein Aidskranker in seinem Haus! Es war ihm anzusehen, dass er nicht wusste, wie er sich verhalten sollte. Verlegen machte er sich an der Garderobe zu schaffen und quetschte dann heraus:

– Und Reto ist auch mal hier!

– Markus ist im Schwimmbad heute!, rief Mama aus der Küche. – Wir wussten ja nicht genau, um welche Zeit du hier sein würdest, Daniela.

Papa gab sich einen Ruck und sagte zu Reto:

– Du siehst, es hätte sowohl Platz als auch zu essen für dich, falls du bleiben möchtest.

Papa! Ich warf ihm einen zärtlichen Blick zu.

Doch Reto schüttelte den Kopf.

– Meine Eltern warten auf mich. Vielleicht sehen wir uns später?, fragte er, zu mir gewandt. – Ich nehme an, du willst nach dem Essen ein bisschen schlafen. Komm doch einfach zu uns herüber, wenn du magst!

– Ich bin's gewohnt, eine Siesta zu machen, bestätigte ich. – Ich bin wirklich hundemüde von der Reise! Gut, ich werde so gegen vier zu euch kommen.

Sichtlich erleichtert schloss Papa die Haustür hinter Reto. Erst jetzt umarmte er mich. Er zog mich in die Stube.

– Erzähl schon, Daniela! Wir armen Stadtmenschen wissen nichts von spanischen Badestränden! Hoffentlich hast du viele Fotos gemacht!

– Sie soll den Koffer auspacken!, verlangte Lilian. Papa nickte. Er war froh, die Klippe umfahren zu haben. Wie hätte er wohl reagiert, wenn Reto hier geblieben wäre? Aber ich mochte nicht gleich nach meiner Heimkehr die Stimmung mit Streitgesprächen vermiesen. Lilian zuliebe öffnete ich endlich meinen Koffer. Natürlich hatte ich für alle ein Päckchen heimgebracht. Lilian hatte das ihre bereits ausgepackt, bevor ich Mama und Papa ihr Geschenklein überreichte.

– Ein Bikini!, rief sie aus und stürmte davon. Bald kehrte sie in ihrem neuen Badeanzug zurück. Stolz drehte sie sich vor uns hin und her. Papa schüttelte den Kopf.

– Ist sie nicht noch zu klein für einen zweiteiligen Badeanzug?, fragte er.

Empört ließ Lilian ihre Augen blitzen.

– Astrid trägt schon lange einen Bikini und hat noch kein bisschen Busen!

– Na ja, es ist wohl alles anders als in meiner Jugendzeit, seufzte Papa.

Nach dem Essen schlief ich fast zwei Stunden lang. Doch dann eilte ich zu Seilers.

– Komm rein, Daniela!, begrüßte mich Retos Mutter erfreut. – Schön, bist du wieder hier. Reto schläft noch. Lass uns zusammen in den Garten sitzen!

Reto schlief, am hellheiteren Tag …

Frau Seiler füllte zwei Gläser mit Eistee und fügte klirrende Eiswürfel hinzu. Sie zog mich zum Sitzplatz und rollte die gestreiften Sonnenstores hinunter. Schweigend sahen wir in den verwunschenen kleinen Garten.

– Es verwildert alles, entschuldigte sich Frau Seiler. – Dieses Jahr kann ich mich schwer zum Jäten aufraffen. Und mein Mann ist nicht wie dein Vater. Ihm ist's egal, wenn Unkraut sprießt.

– Mir gefällt's, so wie es ist, sagte ich. Vor mir breitete sich tatsächlich ein kleines Paradies aus. Brombeerranken wanden sich stachlig um den Gartenzaun. Neben mir duftete ein Teerosenstrauch betäubend nach Zimt und im selben Gartenbeet wucherten Rosen, Sonnenblumen und Farn durcheinander. In einer Ecke des Gartens konnte ich den von Unkraut längst überwachsenen Sandkasten sehen. Vor Jahren dürften Reto und sein Bruder Urs dort gespielt haben. Noch leuchteten vergessene Förmchen rot und gelb zwischen den Grasstoppeln hervor.

– Es ist wirklich sehr, sehr schön hier, sagte ich erneut.

– Du hast Recht, meint Frau Seiler. Doch ihre Stimme klang traurig. – Es braucht nur alles so viel Kraft. Manchmal kann ich das Schöne gar nicht mehr sehen. Weißt du, als Reto von den Drogen loskam, dachten wir: Jetzt ist alles gut. Nun können wir neu beginnen. Und nun gibt's keinen Neubeginn, sondern einen ganz langsamen, endgültigen Abschied.

Ich dachte an meine stille Nacht am Meer. Zögernd sagte ich:

– Aber für uns wird das Leben weitergehen, Frau Seiler. So gut es geht, können wir Retos Gegenwart noch etwas verschönern. Vielleicht ist das eine Chance: Wir wissen um sein Sterben und können ihm noch alles Erdenkliche zuliebe tun.

– Ich weiß ja, ich weiß, Daniela. Kürzlich hat Reto zu mir gesagt: Du bist eigentlich schlimmer dran als ich. Ich werde tot sein, du aber musst mit meinem Tod weiterleben.

Frau Seilers Stimme schwankte. Noch nie hatte ich sie so deprimiert erlebt.

Ihr Gesicht hellte sich in dem Moment auf, wo Reto sich zu uns setzte.

– Übermorgen werde ich wieder im Büro sitzen, seufzte Reto. – So richtige Ferien waren das nicht. Aber für dich beginnt ja dann auch wieder der Alltag, Daniela. – Ob ich's noch erleben werde, wie man dir das Schwesterndiplom überreicht?

Ich zuckte zusammen, warf ihm einen prüfenden Blick zu. Doch Reto sagte dies in einem gewöhnlichen Umgangston und nichts deutete auf Verbitterung. Ich mochte nicht drauf eingehen jetzt. Nicht heute, kaum war ich hier, wieder an die ungewisse Zukunft denken. Während des ganzen restlichen Tages zwang ich mich, die Gegenwart und nur die Gegenwart zu leben. Wir kochten zusammen Früchte ein, füllten den zähflüssigen Gelee in Gläser ab. Auch Urs half mit. Neben ihm wirkte Reto noch zerbrechlicher. Ich ertrug den Vergleich zwischen den Brüdern schwer.

Im Garten pflückte ich Brombeeren und steckte sie Reto in den Mund. Schmiegte mich an ihn, fuhr mit den Händen durch seinen wilden Haarschopf, ließ sie über seine Rippen wandern.

– Daniela!, sagte er leise. – Du bist mir schrecklich lieb! Und ich bin so egoistisch, möchte dich ganz für mich haben!

Ich zog seinen Kopf dicht zu mir, schaute in seine dunklen Augen.

– Du hast mich ganz für dich, Reto! Wie lieb du mir bist, ist mir in Spanien wieder voll bewusst geworden.

Reto ließ seine Stirn auf meine sonnenwarmen Schultern fallen. So blieben wir sitzen, voller Worte und doch stumm.

Für einmal übernachtete ich nach diesem Tag wieder am Apfelblütenweg. Lilian hatte beim Nachtessen unbefangen gemeint: – Naja, Mama, heute musst du wohl in Papas Zimmer schlafen. Daniela bleibt sicher hier. Was soll sie im Schwesternhaus! Die Blicke zwischen Mama und Papa entgingen mir nicht.

– Natürlich bleibt Daniela hier!, sagte Mama mit fester Stimme. Und sah dabei Papa an, nicht mich.

Lange blieb ich wach, lauschte auf die vertrauten Geräusche der Nacht. Wenige Häuser weiter lag Reto. Ich glaubte zu spüren, dass er an mich dachte.

Nach den unbeschwerten Ferienwochen fiel es mir schwer, wieder in die Welt der Kranken einzutauchen. Marian und ich winkten uns zu, als wir uns im Treppenhaus begegneten.

– Mensch, weshalb sind wir nicht Reiseleiterinnen geworden!, stieß Marian hervor. – Stell dir bloß vor, wir würden jetzt irgendwo an einem Swimmingpool sitzen und Heerscharen von verliebten Männern würden sich drum reißen, uns einen Drink servieren zu dürfen! Statt dessen bringen wir Urinflaschen in den Ausguss!

Ich brach in Gelächter aus. So war Marian! Ich sah ihr nach, wie sie betont gequält davonhumpelte, als würde sie von Krampfadern geplagt.

Als ich aber in den Zimmern zum Teil dieselben Patienten wie vor meinem vierwöchigen Ferienaufenthalt traf, war ich wieder zufriedener. Ich war wenigstens gesund! Doch während der ersten Tage flitzte mir hin und wieder das verlockende Bild von Swimmingpool und Verehrern durch den Kopf!

Auch Reto hatte Mühe, wieder mit der regelmäßigen und anstrengenden Arbeit zu beginnen.

– Wozu eigentlich?, fragte er mich einmal. – Weshalb nehme ich das überhaupt noch auf mich? Beenden kann ich meine Ausbildung wohl ohnehin nicht. Ich könnte also jeden Tag ausschlafen und genau das machen, wozu ich noch Lust habe.

– Wozu hättest du denn Lust?, fragte ich vorsichtig. Der Gedanke, Reto würde während des ganzen Tages im Haus herumlümmeln und sich selbst beobachten, beunruhigte mich. Reto fiel denn auch nichts ein auf meine Frage.

– Wird wohl besser sein, ich bin beschäftigt, meinte er selbstkritisch. – Ich würde ständig in mich hineinhorchen!

Ich fuhr damals oft nach Hause, manchmal übernachtete ich auch dort. Herrliche Spätsommerabende ließen uns bis in die Nacht hinein auf der Veranda sitzen. Manchmal vergaß Papa sogar, sich am Fernseher die Tagesschau anzusehen. Mamas Hände ruhten für einmal im Schoß und sie legte sich die müden Beine hoch. Hin und wieder kamen Geigers zu einem Glas Wein herüber. Oder sie riefen uns über den Zaun ein paar Tagesneuigkeiten zu. Allmählich hatten sich die Lebensweisen unter den Nachbarn verwoben, ließen sich nicht mehr scharf voneinander abgrenzen. Große Gespräche führten wir nicht. Zufrieden ließen wir uns in die Dämmerung gleiten. Miezi strich schnurrend um unsere Beine, die Meerschweinchen raschelten in ihrem Gartengehege, das Papa eigens für sie gebaut hatte. Und wenn meine Vögel im Käfig verstummten, wusste ich, dass es nun Zeit war, ins Schwesternhaus zurückzufahren oder aber zu Bett zu gehen. Es war ein gutes Gefühl, heimgehen zu können. Ein Daheim haben zu dürfen. Einen festen Platz, wo ich hingehörte, wo man sich freute, wenn ich kam.

Mit Reto traf ich mich selten allein. Vom Arbeitstag erschöpft, blieb er abends zu Hause. Er kam mir antriebslos und müde vor. Zwar schien seine Krankheit in ihrer Zerstörungswut eine Pause eingeschaltet zu haben, doch vergessen ließ sie sich nicht. Auch was Sex betraf, hatte sie Reto zu einer klaren Stellungnahme gezwungen.

– Ich will das nicht!, hatte er bestimmt zu mir gesagt, als ich ihn ganz bewusst verführen wollte.

Ich fand nie heraus, ob er sich aus Angst oder Vernunft Grenzen setzte, oder ob er gar keine Lust mehr verspürte. Er sehnte sich nach Zärtlichkeiten, ließ sich gerne streicheln und küssen, aber weiter dachte er offenbar gar nicht mehr. All seine Gedanken drehten sich damals um seine Lehrstelle. Es war ihm klar, dass er seinen Zustand nicht länger verschweigen durfte. Längst waren über seine häufige Abwesenheit, seine Zerstreutheit und neuerdings über seine Vergesslichkeit Bemerkungen gefallen. Zuerst hatte ich ihn geneckt, weil er alles sogleich wieder vergaß. Dann wurde mir bewusst, dass dies ein ernst zu nehmendes Krankheitssymptom war. Sein Gedächtnis funktionierte nicht mehr richtig. Er erinnerte sich an alles, was weit zurücklag, mochte sich aber kaum an das erinnern, was vor kurzem geschehen war. Dadurch gab er im Büro immer öfters Anlass zu Ärger. Mit seiner sonnengebräunten Haut, den weit flatternden Hemden konnte er oberflächliche Betrachter noch täuschen. Seine zunehmende Unkonzentriertheit aber fiel auf.

Mehr als alles andere fürchteten Reto nun das offene Gespräch mit seinem Chef.

– Er wird mich entlassen!, prophezeite er düster. – Und die Mitarbeiter werden sich ekeln vor mir.

Als ich an einem Abend an Seilers Haustür klingelte, zog mich Retos Mutter freudig ins Haus.

– Weißt du's schon? Hat's Reto dir erzählt?, fragte sie mich. Als ich erstaunt den Kopf schüttelte, meinte sie unsicher:

– Hoffentlich nehme ich da nichts vorweg! Vielleicht wollte er es dir selbst erzählen. Ach nein, Daniela, ich kann nicht schweigen! Stell dir vor, Reto hatte ein Gespräch mit seinem Chef und es ist ausgezeichnet verlaufen! Wir sind alle so erleichtert!

Reto war noch nicht zu Hause, dabei war es bereits 19 Uhr. Doch Frau Seiler schien nicht weiter beunruhigt zu sein.

– Ich bin so froh!, sagte sie immer wieder. – Weißt du, mein Mann und ich sind in der Selbsthilfegruppe betroffener Eltern. Dort haben wir von ganz andern Beispielen gehört. Denk dir nur, da wurden aidskranke Menschen fristlos entlassen! HIV-Positiven wurde das Leben von den Angestellten so vermiest, dass sie schließlich selbst kündigten!

Ich erfuhr, dass Reto endlich mit seinem Chef gesprochen und offen von seiner Aidserkrankung erzählt hatte.

Nach Frau Seilers Schilderung muss der Architekt sehr einfühlsam reagiert und mit Retos Einverständnis den ganzen Mitarbeiterstab informiert haben.

– So gibt's auch kein Getuschel hintenherum!, meinte Frau Seiler erleichtert. – Alle wissen nun, woran sie sind!

– Und?, fragte ich beklommen. – Wie stellen sich denn die Mitarbeiter zu Reto?

– Das wird sich mit der Zeit erweisen. Zuerst waren sie wohl recht geschockt, das ist ja verständlich.

Nun, mir fiel ein Stein vom Herzen. Die Hauptsache war wohl, dass Retos Chef hinter ihm stand. Seine Angestellten würden sich kaum gegen den Chef zu stellen wagen. Nicht auszudenken, Reto wäre entlassen worden! Glück im Unglück – diese Redewendung ging mir durch den Kopf, während ich in Seilers Stube auf Retos Rückkehr wartete. Allmählich wurde ich doch etwas unruhig.

– Wo er nur sein mag?, fragte ich. Als kurz nach acht Herr Seiler und wenig später Urs nach Hause kamen, war Reto noch immer nicht aufgetaucht. Auch Herr Seiler wurde nervös.

– So spät ..., murmelte er. – Er wird doch nicht ...

Im Hintergrund immer leise Angst, Reto könnte in einem Anfall von Verzweiflung zum Platzspitz zurückkehren.

In Gedanken ging ich alle Möglichkeiten durch: War er im Café HIV, das er nun regelmäßig besuchte? Nein, dort traf man sich jeweils nur am letzten Freitag im Monat. War er beim Arzt? In einer Therapie? Bei Röbi? Hatte er sich bei der Arbeit verzögert? Ich wusste, dass man in seinem Büro hektisch an einem Wettbewerb für ein Schulhaus arbeitete, man die Arbeitszeit deshalb fast immer überziehen musste, um die Pläne und das Modell rechtzeitig fertig stellen zu können.

Als würde Frau Seiler dieselben Überlegungen anstellen, sagte sie plötzlich:

– Aber dann hätte er uns telefoniert! Es ist nicht seine Art, uns warten zu lassen!

Ich wollte gerade aufbrechen, als endlich die Haustür ging: Reto kam nach Hause. Reglos blieben wir sitzen und horchten auf seinen Schritt, das schleifende Nachziehen des einen Beines. Was verriet er? War es nicht stärker als sonst? Als Reto unter der Tür stand, erhoben wir uns gleichzeitig. Sein Gesicht war kalkweiß und von klebrigem Schweiß überzogen. Verwirrt glitt sein Blick über uns hinweg. Dann stürzte er geradewegs auf seine Mutter zu.

– Ich fühle mich total mies!, lallte er. Eine Welle von Alkoholdunst flog uns an. Er war betrunken! Seine Kleider waren so schmutzig, als hätte er in der Gosse gelegen. Als er auf mich zutaumelte, hielt ihn sein Vater zurück. Mit Urs' Hilfe zog er Reto die Treppe hinauf. Frau Seiler und ich schauten uns ratlos an.

– Das kam noch nie vor, Daniela, noch nie!, sagte Frau Seiler fassungslos. – Solche Alkoholexzesse darf er doch seinem geschwächten Körper nicht zumuten!

– Er wird von irgendwem zum Trinken verleitet worden sein, vermutete ich. Ich war jedoch selbst beunruhigt. Reto hielt sich nämlich fast peinlich genau an eine gesunde Lebensweise. Diese Trinkerei entsprach gar nicht seiner Art.

Ohne noch bei meinen Eltern hineingeschaut zu haben, fuhr ich später zum Schwesternhaus zurück. Bei einer Kollegin versuchte ich mich abzulenken, plauderte mit ihr über dies und das, aber immer wieder tauchte Retos abgemagertes Gesicht vor mir auf. Das Wissen, dass ich ihn immer mehr, noch zu seinen Lebzeiten, verlieren würde, tat weh.

›Immer Hilfe suchen bei Bedarf‹ – Mamas Plan kam mir in den Sinn. Damals, als wir ihn aufstellten, war ich voller Hoffnung. Dachte ich noch, wenigstens ein paar Jahre Lebenszeit würden vor Reto liegen. Und in dieser Zeit vielleicht ein wirksames Medikament entdeckt ... Nun schmolz diese Möglichkeit mehr und mehr zusammen. Retos Leben lief schnurstracks auf ein Ende zu. Schneller, als ich erwartet hatte. Ein Schmerz in mir, der mich schier zerriss. Zum tausendsten Mal die Frage: Warum Reto? Warum gerade er? Und unsere Altersheime waren voller alter, kranker Menschen, die nicht sterben konnten! Warum Reto, der jung war, sich von den Drogen gelöst hatte, vor einem Neuanfang stand?

Erst als ich im Bett lag, mich schweißnass und unruhig hin und her wälzte, dachte ich erneut an Mamas Plan.

Ja, ich brauchte Hilfe. Der Aidspfarrer!, erinnerte ich mich. Reto hatte ihn kurz kennen gelernt, als er im Sommer in der Klinik lag. Er hatte sogleich Vertrauen zu ihm gefasst. Mit dem Pfarrer sprechen. Nicht über die Krankheit Aids. Nicht über Gott. Über den Sinn des Lebens vielleicht. Den Sinn von Retos Leben, das so unvollständig bleiben würde.

Wenn ich an jene Spätsommertage zurückdenke, überkommt mich leise Wehmut. Ich weiß, dass ich trotz allem im Innersten immer wieder von neuem auf ein Wunder hoffte. Und das, obwohl alle Anzeichen zur Hoffnungslosigkeit Anlass gegeben hätten.

Reto ging es gesundheitlich zwar nicht gut, doch auch noch nicht ganz schlecht. Zwischendurch gab's Tage, da war er ausgelassen und optimistisch und an diese klammerte ich mich. Selbst nach seinem alkoholischen Absturz erholte er sich nochmals relativ gut.

– Wir saßen in einer Kneipe, erzählte er, – als plötzlich am Nebentisch einer zu spotten begann: Schwule Kerle! Aidskrüppel! Verschwindet von hier!

Wir rückten nicht weg, versuchten, uns gleichgültig zu verhalten. Da tauchte der Wirt auf und zerrte Noldi, der voller schwarzer Flecken ist, vom Stuhl und brüllte: Raus hier! Solange ihr hier hockt, wagt sich kein neuer Gast herein! Und da schlug Noldi zu.

Nach Retos Schilderung entstand eine Schlägerei. Selbstverständlich hatten die vier geschwächten Aidskranken keine Chance und standen bald gedemütigt auf der Straße. Sie zogen weiter durchs Niederdorf, von einer schummrigen Kneipe zur andern, und soffen ihr Elend weg.

– Wird nie mehr vorkommen, Daniela!, versicherte mir Reto. Es kam auch nie mehr vor.

Wenn ich jetzt darüber nachdenke, wird mir bewusst, dass *ich* Reto hätte versprechen müssen:

Es wird nie mehr vorkommen, dass ein Gesunder einen Kranken so schlecht behandelt!

Mama traf Vorbereitungen, als würde sie nach Amerika auswandern, als endlich ihr Rotkreuzkurs begann. Dabei war sie nur einen Tag pro Woche fort! Als ich am Sonntag vor ihrem ersten Kurstag am Apfelblütenweg auftauchte, fand ich sie mit hochrotem Kopf in der Küche. Alle vier Herdplatten waren angestellt und Kochtöpfe dampften und zischten.

– Keine Zeit, Daniela!, rief sie mir zu. – Bin mitten im Vorkochen! Morgen bin ich während des ganzen Tages weg!

Die andern Familienmitglieder saßen vor dem Fernseher und schauten sich einen amerikanischen Kitschfilm an, der offenbar so spannend war, dass mein Besuch kaum zur Kenntnis genommen wurde. Erst als die Musik nochmals aufbrauste, das Liebespaar sich ein letztes Mal tief in die Augen blickte und der Filmspann ablief, erhoben sie sich träge.

– Mama hat nicht mehr alle …, sagte Lilian respektlos. – Die kocht seit heute früh! Dabei möchte ich morgen viel lieber im McDonald's einen Hamburger verdrücken, als ihr vorgekochtes Essen aufwärmen!

– Genau!, fand auch Markus. – Oder wir könnten im Warenhaus einen Hotdog essen!

Papa schwieg sich aus. Er hatte da wohl andere Vorstellungen. Mit wirrem Haar trug Mama ein Teetablett in die Stube.

– So, ich bin gleich so weit, sagte sie. – Setzt euch hin und trinkt einen Tee!

– Nicht ohne dich, Mama! Ruh du dich jetzt auch mal aus!, forderte ich sie auf. – Die können sich morgen wirklich allein verpflegen! Denkst du, sie würden verhungern, wenn du ihnen nicht alles fixfertig hinstellst?

Mama warf einen Blick in Papas Richtung. Klar, sie hatte wohl ein schlechtes Gewissen, weil sie über Mittag nicht hier sein würde, und versuchte dies mit ihrer Vorkocherei zu besänftigen.

– Papa kann doch jeweils am Montag in der Kantine essen, so lange dein Kurs dauert!, meinte Markus.

Wir sahen alle Papa an. Eigentlich hätte er nun etwas sagen müssen. Doch Papa blieb seinen Prinzipien treu. Er schaute mal wieder beglückt aus dem Fenster und staunte über die Blumenpracht. Und Frauen gehörten seiner Meinung nach nun einfach ins Haus. So war's, als er klein war, und so soll's gefälligst auch bleiben.

Mama ließ sich aufs Sofa sinken.

– Was denkst du, Daniela, komme ich da überhaupt mit in diesem Kurs? Ich habe mein Hirn ja schon ewig lang nicht mehr strapazieren müssen!, fragte sie besorgt.

– Mach dir keine Sorgen!, sagte ich. Und schaute wieder demonstrativ in Papas Richtung. Dieses Mal übersah er den Wink nicht.

– Wird bestens klappen, Esther!, beruhigte er Mama. Und als wir ihm einen dankbaren Blick zuwarfen, vermieste er alles wieder:

– Und falls du nicht mitkommst, hörst du eben wieder auf, fügte er gelassen bei. – Im Haushalt gibt's ja immer zu tun.

– Oh, Papa, stöhnte Markus. – Du bist wirklich hinter dem Mond! Nun sei doch froh, wenn Mama mitverdient! Dann können wir unser Auto wieder einlösen! Und eine Stereoanlage wäre auch fällig! Wenn ich mal heirate, muss meine Frau auf jeden Fall auch arbeiten. Ich rackere mich nicht ganztags ab und kratze mir das Geld für eine Ferienreise allein zusammen!

– Das ist etwas anderes, sagte Papa. Weil bei Mama und ihm immer alles anders war als bei andern Paaren.

Als Lilian naiv ›warum?‹ fragte, wusste er nicht weiter.

– Es ist eben anders!, wiederholte er. – Ich möchte, dass es Mama schön hat. Hier hat sie Nachbarn, mit denen sie plaudern kann, sie kann sich bei Gelegenheit im Garten etwas umtun, und in einem Haushalt gibt's immer Arbeit. Das sagst du ja selbst, Esther!

– Aber ich möchte hin und wieder mal jemand andern sehen als Frau Geiger oder Frau Zuber!, erklärte Mama. – Und allmählich deprimiert es mich, wenn ich während des ganzen Tages allein im Haus bin. Lilian ist ja auch immer seltener hier. Ach Bruno, das haben wir nun wirklich alles hundertmal durchgekaut! Es muss ja auch nicht immer alles perfekt sein im Haus!

– Ist ja gut, ist ja gut!, sagte Papa hastig. – Irgendwie versteh ich dich schon! Nun mach dir keine Sorgen unsertwegen. Wir werden morgen schon klarkommen ohne dich!

Mama atmete erleichtert auf. Wir Kinder wechselten Blicke untereinander. Na also. So ganz langsam kamen die beiden miteinander offenbar wieder zurecht.

Friedlich tranken wir zusammen Tee. Markus erzählte begeistert von Automotoren. So, wie er alles schilderte, hätte man meinen können, seine Garage müsste glatt den Betrieb einstellen ohne den Lehrling Markus Bach. Lilian träumte mal wieder von neuen Kleidern und einer rassigen Kurzhaarfrisur und ich fragte mich einmal mehr, ob Papa nicht auch mit ihr eine Enttäuschung erleben würde. Wie sich die Kleine entwickelte, wirkte sie bei Gott nicht wie eine zielstrebige zukünftige Gymnasiastin. Aber ich hütete mich, meine Meinung zu äußern. Häppchenweise! Das blieb vorläufig meine Devise. Soll Papa sich erst mal daran gewöhnen, dass Markus Automechaniker lernte und Mama zeitweise arbeiten ging, bevor er auch noch seine Lilian betreffenden Illusionen begraben musste!

Als am Fernseher eine Fußballübertragung gesendet wurde, verzog ich mich mit Mama in die Küche. Sorgfältig schöpfte sie aus den verschiedenen Pfannen kleine Plastiktöpfe voll und stellte sie zum Auskühlen aufs Fenstersims.

– So, nun brauchen sie das morgen bloß aufzuwärmen, sagte sie befriedigt. – Ich mag nicht, wenn sie ungesund essen. Gemüse gehört nun mal zu einer Mahlzeit.

– Du übertreibst gewaltig, Mama!, sagte ich. – Denkst du, sie sterben, wenn sie für einmal kein Gemüse essen? Wie willst du das dann erst machen, wenn du zwei, drei Tage pro Woche arbeiten gehst?

Mama seufzte und sah mich unsicher an.

– Du hast wirklich Recht, Kind, meinte sie. – Ich überschätze mich wohl, wenn ich meine, die Welt gehe ohne mich unter. Ich habe Papa noch gar nicht zu sagen gewagt, dass ich mich auf den November bereits an eine Aidstagung angemeldet habe. Drei ganze Tage, du! Über ein Wochenende werde ich dann fort sein! Könntest nicht du ihm …

Ich brach in Gelächter aus und nahm Mama in die Arme.

– Super, Mama! Die große Tochter soll beim Vater ein Wort für die Mutter einlegen! Nun denk doch nicht jetzt schon an den November!

Mama begann auch zu lachen. Wir schauten einander an und plötzlich konnten wir unser Gelächter nicht mehr bremsen. Es kollerte und rollte und gluckste so laut aus uns heraus, dass Lilian neugierig in die Küche kam. Von unserm Gelächter angesteckt, begann auch sie zu kichern und zu quietschen. Unsere Küche muss schließlich von unserem Gelächter gedröhnt haben.

Als Papa und Markus fragend auftauchten, standen wir drei da und hielten uns die Bäuche vor Lachen.

Mama fasste sich endlich und wischte sich mit dem Schürzenzipfel die Augen trocken.

– Ich weiß selbst nicht, weshalb wir lachen, Bruno, versuchte sie Papa zu erklären. Und dann fiel ihr Blick auf Lilian und mich und sie kicherte erneut los. Papa und Markus schauten sich kopfschüttelnd an.

– Frauen!, sagte Markus schließlich und zog Papa solidarisch mit sich aus der Küche.

– Er wird sich noch wundern, wozu Frauen fähig sind!, lachte Mama. Aber schon bedeutend leiser und gedämpfter.

Als ich am Abend bei Seilers reinschaute, zerfiel meine frohe Stimmung ganz und gar. Reto lag auf dem Sofa, bleich, erschöpft und deprimiert. Immer wieder erhob er sich gequält und schleppte sich zur Toilette. Mehr denn je zog er sein Bein nach.

Frau Seiler stellte eine Teekanne auf einen kleinen Tisch neben ihn. Sie wirkte gefasst und ruhig.

In diesem Haus gab's kein anderes Thema mehr als Aids. Nichts hatte mehr Gewicht daneben. Es galt nur noch, Retos Leben so erträglich, so schön wie möglich zu gestalten.

Es war unvorstellbar, dass in diesen Räumen einst das Leben pulsierte, sich hier mal fröhliche Gesellschaften getroffen hatten, Besucher lachend und schwatzend durch den

Gang in die Stube geschritten waren, achtlos irgendwo ihre Mäntel hingeworfen und Kinder mit klebrigen Händen überall ihre Spuren hinterlassen hatten.

Unwillkürlich trat man nun mit leisem Schritt ins Haus und bemühte sich, mit gedämpfter Stimme zu sprechen.

Ich setzte mich zu Reto. Neben seinem Bett türmten sich Stapel von alten Fotobüchern.

– Schau!, forderte er mich auf. – Hier bin ich erst sechs! Da waren wir auf einer Italienreise, ich erinnere mich genau. Und der Kleine hier in der gestreiften Badehose ist Urs!

Retos Augen leuchteten, als er die Seiten umdrehte, mir die Fotos zeigte und sich an die vergangenen Zeiten erinnerte. Seine Finger hinterließen feuchte Flecken auf dem Papier. Ich musste mich zwingen, mit ihm die Fotos zu betrachten. Immer wieder glitt mein Blick über sein eingefallenes Gesicht. Ich strich ihm das verklebte Haar aus der Stirn und er hielt meine Hand fest, zog sie zur Brust und presste sie darauf.

– Es geht mir so ziemlich verschissen, wie, Schwester Daniela?, versuchte er zu scherzen. Ich fing einen schnellen Blick seiner Eltern auf und wollte ihn trösten:

– Morgen geht's dir vielleicht wieder besser. Du hast nun ja wieder neue Medikamente erhalten.

– Medikamente, Medikamente!, stieß Reto müde hervor. – Ich bin allmählich selbst eine chemische Fabrik!

Als ich spät am Abend in die Stadt zurückkehrte, dachte ich an unser befreiendes Gelächter in der Küche, an Mamas Aufregung, wegen ihres Kurses und an Papas Enttäuschung, weil Markus Mechaniker lernen wollte. Wie winzig doch eigentlich unsere Sorgen waren! Wie gern hätten Seilers mit uns getauscht!

Oktober. Herbst. Am Morgen feine Nebelschleier, die wie Seidestreifen über die Stadt wehten. Äpfel, Birnen, Nüsse. Die Gärten waren voller Blumen, die großzügig ihre Leuchtfarben versprengten. Wenn ich durch den Apfelblütenweg ging, konnte ich mich nicht satt sehen an den Dahlien und Astern, die sich zwischen den Zaunlatten hindurchzwängten. Das Laub hatte sich bunt verfärbt. Bevor sich die Natur zur Ruhe legte, zeigte sie sich nochmals in ihrer ganzen Üppigkeit.

– Wie eine Kerze, die, ehe sie erlöscht, nochmals hell aufleuchtet, sagte Reto einmal, als wir langsam, Schritt für Schritt, durch die Straßen gingen. Da und dort öffnete jemand die Tür und rief uns einen freundlichen Gruß zu. Hinter manchem Fenster aber sah man nur dunkle Silhouetten, Vorhänge, die leicht bebten. Frau Fankhauser schoss sogleich ins Haus, als sie uns nahen sah.

– Blöde Kuh!, stieß ich wütend heraus. Und Reto lachte.

– Lass sie doch!, meinte er. – Wer weiß, was wir an ihrer Stelle täten. Hast du dich früher um Aidskranke gekümmert? Hast du dir überlegt, wie ihnen zu Mute sein mag? Na, also! Man muss wohl alles am eigenen Leib erfahren, bevor man es begreifen kann.

Was ich jetzt so leichthin schreibe, sprach Reto langsam und gequält. Immer wieder suchte er nach Worten, verlor mitten im Satz den Faden und wusste nicht mehr, was er hatte sagen wollen. Er ging nicht mehr zur Arbeit. An Tagen, wo er sich gut fühlte, fuhr ihn Herr Seiler mit dem Auto zum Büro.

– Seinem Chef und den meisten Mitarbeitern muss man einen Kranz winden!, hatte er mir einmal gesagt. – Sie waren sofort bereit, Reto wenigstens noch stundenweise zu beschäftigen, damit er psychisch nicht so in ein Loch fällt.

Meistens aber blieb Reto nun daheim. Auch für längere Spaziergänge brachte er die Kraft nicht mehr auf. An warmen Tagen saß er noch ein wenig im Garten. Bei schlechtem Wetter bettete Frau Seiler ihn aufs Sofa in der Stube, damit er trotz allem am Familienleben Anteil nehmen konnte. In seinem Zimmer im oberen Stock hätte er sich einsam gefühlt. Stundenlang blätterte Reto in seinen Fotoalben und zog Erinnerungen ans Licht. Mit stockender Stimme erzählte er von früher. Allmählich lernte ich seine ganze Kindheit kennen. Für Neues interessierte er sich kaum. Nur noch selten erkundigte er sich nach meiner Ausbildung oder nach Geschehnissen aus dem Krankenhaus.

Für mich hatte nun die Schwesternschule begonnen. Zusammen mit zwanzig Mitschülerinnen, darunter Marian, hatte ich erstmals einen fast drei Monate dauernden Theorieblock über allgemeine Krankenpflege zu absolvieren. Nach dem langen Praktikum im Spital genoss ich das Schulleben und keines der Fächer machte mir Mühe. Die regelmäßige Schulzeit erlaubte es auch, dass ich nun viel öfters an den Apfelblütenweg fahren und nach Reto sehen konnte.

Meistens eilte ich sofort nach der Schule zu Seilers, weil Reto früh schlafen ging. Auch dafür bekam er Medikamente, denn mittlerweile litt er oft unter starken Schmerzen, die ihn nicht einschlafen ließen. Anschließend sah ich noch bei meiner Familie hinein und fuhr dann spätnachts zurück ins Schwesternhaus.

– Reto lebt sein bisheriges Leben nochmals, meinte Mama, als ich ihr von seinen Fotobüchern erzählte. – Weil er keine Zukunft mehr hat, verlängert er sein Leben mit dem Wiederholen der Vergangenheit.

Sie setzte sich an den Tisch und starrte mit feuchten Augen vor sich hin. Papa schaute sie betroffen an und schluckte laut.

– Was meinst du, Daniela, kann Reto mit seiner Familie noch bis zu uns kommen? Vielleicht mal an einem Sonntag? Ich glaube, ich habe da einiges nachzuholen!

Mama hob den Kopf und schaute ihn sprachlos an und ich fiel ihm in die Arme.

– Bruno, Bruno!, stammelte Mama, erhob sich und küsste Papa lang. So lang, dass es Lilian und mir fast peinlich wurde.

– Ruf gleich bei Seilers an, Daniela!, sagte Lilian. – Bevor Papa es sich anders überlegt!

– Nun macht bloß nicht so ein Theater!, murmelte Papa verlegen. Und dann schaute er in den Garten hinaus und schnäuzte sich ausgiebig dazu.

Lilian benützte Papas aufgeweichte Stimmung gleich noch, um eine Erhöhung ihres Taschengeldes zu erbitten. Und als Papa dies großzügig bewilligte, sauste sie vergnügt davon und drehte in ihrem Zimmer laut Michael-Jackson-Musik an. Aus Markus' Zimmer hingegen donnerte Hardrock.

Früher hätte sich Papa über den Lärm geärgert. Jetzt sagte er nachdenklich:

– Wie schön, dass es in unserem Haus so lebhaft zugeht! Dass wir alle gesund sein dürfen!

Jener Sonntag am Apfelblütenweg 17: ein nebelverhangener Tag. Schon beim Erwachen höre ich Mama in der Küche hantieren. Und weil dies für einen Sonntag ungewöhnlich ist, fällt mir auch sogleich ein: Heute kommen Seilers zu uns!

Wer hätte dies vor einem Jahr, vor ein paar Monaten zu hoffen gewagt?

Wie ich in die Küche trete, ist Mama bereits am Salatwaschen.

– Vitamine für Reto!, meint sie. – Mag er Salat überhaupt?

– Sicher! Und ich mache jetzt eine Schokoladencreme für ihn. Ich weiß, dass er sich diese immer von seiner Mutter wünscht!

Die Küche sieht wie ein Schlachtfeld aus, als Markus und Lilian verschlafen auftauchen. Die beiden setzen sich an den Küchentisch und trinken heiße Ovomaltine. Papa ist auf seinem üblichen Sonntagsspaziergang.

– Ob Reto zu Fuß bis hierher kommen kann?, fragt Lilian.

Reto geht's nicht gut. Sein täglicher Tablettenkonsum ist enorm. Zweimal war er für ein paar Tage im Krankenhaus, wo man ihn mit Infusionen wieder stärkte und seine Medikamente neu dosierte. Für Frau Seiler bedeuteten diese Tage ein kurzes Aufatmen. Retos Pflege wird schwer und braucht die Kräfte der ganzen Familie. Die Aidshilfe hat nun freiwillige Helfer organisiert, die Seilers in Retos Pflege unterstützen.

Lilian deckt den Tisch. Wie Papa nach Hause kommt, verschwindet er gleich im Keller und kehrt mit zwei Flaschen Wein zurück.

– Beaujolais!, flüstert mir Mama zu. – Den spart er wirklich nur für besondere Gelegenheiten auf. Ein Wunder, Daniela!

Mama wohnt wieder immer in Papas Zimmer. Schläft im Ehebett. Manchmal, wenn Papa an Mama vorbeigeht, streichelt er sie fast scheu rasch übers Haar.

Heute hat Papa Lampenfieber. Und auch ein bisschen Angst, spüre ich. Immer wieder eilt er zum Fenster, reißt die

Flügel auf und murmelt etwas von ›frische Luft reinlassen‹. Bevor der Aidskranke kommt …

Als Seilers Auto vorfährt, sinkt mir das Herz. Das bedeutet, dass Reto die paar Schritte von Haus zu Haus nicht zu Fuß gehen mag.

Papa hat Reto seit Wochen nicht mehr gesehen. Er erschrickt, wie er nun zum Fenster hinaus beobachtet, wie mühselig Reto den Gartenweg entlanggeht. Lilian öffnet die Tür, springt Reto unbefangen entgegen. Sie zieht ihn ins Haus und Seilers folgen.

Retos Augen suchen mein Gesicht im düstern Flur. Pullover und Hose schlottern um den mageren Körper.

Er sieht aus wie der Tod.

Zum ersten Mal denke ich dies.

Ich lehne mich kurz an ihn, spüre Papas Blick im Rücken, höre, wie sich die Erwachsenen begrüßen.

Mama rückt einen weichen Sessel für Reto zurecht, erkundigt sich fürsorglich, ob er wohl sitzt. Schleppend kommt ein Gespräch in Gang. Zuerst redet man übers Wetter. Dann über die verlockenden Küchendüfte, die durchs Zimmer schweben. Und endlich finden die Männer ein Gesprächsthema: die sich immer mehr zuspitzende Krise am Golf.

Ich erzähle Urs von der Schwesternschule, Markus berichtet von seiner Mechanikerlehre – alle sprechen, um die Stille zu überbrücken. Nur Reto bemüht sich nicht darum. Stumm sitzt er da, rutscht immer wieder tiefer in seinen Sessel und zieht sich mühsam erneut hoch.

Schließlich ist das Essen bereit. Wir setzen uns an den Tisch. Reto stochert lustlos in seinem Teller. Die scharfe Sauce brennt auf seinen gereizten Schleimhäuten. Manchmal schaut er mich stumm und hilfesuchend an. Erst, wie ich die Schokoladencreme auftrage, kommt etwas Leben in sein Gesicht.

– Wenigstens das kann ich noch essen!, sagt er erleichtert. Und Mama beginnt sich sogleich zu entschuldigen, dass sie nicht an seine Schleimhautentzündung gedacht hat.

– Das macht wirklich nichts!, beruhigt sie Herr Seiler. – Uns hat das Essen vorzüglich geschmeckt! Die Hauptsache ist ja, dass wir endlich mal zusammensitzen!

Papa senkt beschämt den Kopf. Immer wieder versucht er, den schweigsamen Reto in ein Gespräch zu ziehen. Doch Reto sitzt unbeteiligt auf seinem Stuhl, als wäre er in Gedanken ganz woanders.

Als Markus sich an der Kaffeemaschine zu schaffen macht, beginnt Reto zu schwanken.

– Ich fürchte, ich muss nach Hause!, sag er verlegen. – Ich bin so müde, dass ich bald umfalle!

Herr Seiler steht auf.

– Ich werde Reto rasch zurückbringen und wieder hierher kommen, wenn's Ihnen recht ist!, sagt er.

Ich begleite die beiden und bleibe bei Reto, nachdem Herr Seiler weggegangen ist. Sitze an seinem Bett und halte seine heiße Hand. Schaue in sein Gesicht und suche seine Augen. Reto schläft. Seine langen Wimpern werfen dunkle Schatten auf die weiße Haut. So müsste er sterben können!, denke ich. Einfach still und schmerzlos einschlafen. Ich schlüpfe aus meinen Schuhen und lege mich zu Reto aufs Bett, gebe ihm warm.

Lieber Gott, denke ich, lass ihn aber noch nicht jetzt schon sterben! Bitte! Irgendwann. Nur nicht heute!

Im Schlaf legt Reto seine Wange auf meine Brust.

Reto hatte mir schon öfters vom Aidspfarrer und dessen Mitarbeitern erzählt. Er mochte ihn sehr gern. Trotzdem brauchte es für mich Mut, mich in seinem Büro anzumelden. Mit Geistlichen, die dauernd von Gott und Beten sprachen, kam ich einfach nicht zurecht. Merkwürdigerweise bekam ich um Pfarrer herum meist ein schlechtes Gewissen, als würde ich ein zutiefst sündiges Leben führen. Ich ahnte auch, dass der Aidspfarrer und sein Team unter ständigem Zeitdruck litten und ich als Gesunde gehörte ja nicht eigentlich zu seinen Schäfchen. Als ich ihm aber am Telefon erklärte, dass mein Freund an Aids erkrankt sei, bekam ich sogleich einen Termin. Sein Tag muss vierundzwanzig Stunden haben ...

So schwänzte ich eine Schulstunde und fuhr zur Uniklinik hoch. Eigentlich hatte ich einen gestrengen Pfarrherrn im Talar erwartet. Im Büro schaute ich mich suchend um und wandte mich schließlich an den jungen Mann am Schreibtisch.

– Ich bin Daniela Bach. Der Pfarrer erwartet mich, erklärte ich. Da begann der Mann hinter dem überladenen Tisch zu lachen.

– Freut mich! Du bist am richtigen Ort. Hier bin ich!

Sein heiteres Lachen überraschte mich. Es wirkte so gar nicht christlich und ernsthaft. Und er passte nicht in das Bild, das ich von Geistlichen hatte.

Ich mochte ihn sogleich. Er war jung und initiativ und ich fühlte mich ihm gegenüber nicht schuldig und unterlegen. Er schaute mich auch nicht mit demselben strafend-durchdringenden Blick an, wie ich seinerzeit von meinem Pfarrer betrachtet worden war.

Seine feinen Lachfältchen ließen mich jegliche Scheu vergessen und lösten meine Verkrampfung. Im Nu waren wir in ein gutes Gespräch vertieft. Kein einziges Mal fiel das Wort Gott und doch spürte ich ganz intensiv so etwas wie Gottesnähe. Er sprach nicht um den heißen Brei herum, ließ mir keine Illusionen und Träume. Im Gegenteil, behutsam begann er von Retos nahem Tod zu sprechen.

– Aber das tut so weh!, stieß ich verzweifelt heraus.

Ruhig meinte er:

– Ja, es tut sehr weh, einen lieben Menschen verlieren zu müssen.

Hätte er nun vom ewigen Leben und vom Paradies, von Gottes unerfindlichem Ratschluss und sonstigem heiligem Kram zu sprechen begonnen – ich glaube, ich hätte schreien müssen. Aber er sagte nichts dergleichen.

– Sieh, Daniela, bis heute ist kein Aidskranker gerettet worden. Es ist sinnlos, wenn du dir etwas vormachst, nur um den Schmerz nicht ertragen zu müssen. Er wird so oder so kommen, weil Reto sterben wird. Jetzt hast du eine Chance, diese Zeit ganz bewusst und intensiv zu durchleben, Reto auf seinem Weg zu begleiten. Stell dir vor, du hättest ihn durch einen Verkehrsunfall, von einer Minute auf die andere hergeben müssen! So vieles wäre ungesagt, ungetan geblieben, wäre hart und brüsk abgebrochen. So aber hast du die Möglichkeit, Retos letzte Lebensphase mitzuleben. Später wirst du diese Zeit als reich empfinden, als Geschenk. Natürlich kannst du das noch nicht glauben. Aber es ist so. In der Praxis erlebe ich dies immer wieder.

Im Moment schien mir dies ein schwacher Trost zu sein.

– Weshalb Reto?, fragte ich. – Weshalb er, der doch noch so jung ist, der mit eisernem Willen von den Drogen losgekommen ist? Um Himmels willen, weshalb Reto?

– Ich weiß es auch nicht, sagte der Pfarrer. – Ich denke aber, dass es für Reto ganz wichtig war, erfahren zu können, dass er aus eigener Kraft von den Drogen losgekommen und ihnen widerstehen konnte. Er sich nicht in sie zurückzuflüchten brauchte, als er mit der brutalen Wahrheit über seine Erkrankung konfrontiert wurde. Bewusst erlebt er diese Zeit und erträgt sein Leiden und die Schmach, die leider für viele immer noch mit dem Wort Aids in Verbindung ist. So kurz sein Leben sein wird, so hat er doch mit sich selbst etwas erfüllt und geleistet.

Es tat mir wohl, mit dem Aidspfarrer so offen sprechen zu können. Mir war, als öffne er für mich ein Fenster, als fiele ein Lichtstrahl auf Retos Leben.

Reto hat in der Zeitspanne, die er durchlebte, etwas geschaffen. Nichts Weltbewegendes. Nichts Umwerfendes. Aber er hat mit sich selber etwas erarbeitet und sein Schicksal angenommen. Er wird eine Spur hinterlassen. Das wusste ich, als ich das Büro verließ.

Es mag merkwürdig klingen, doch Retos furchtbares Sterben, seine grauenvolle Krankheit bekamen für mich etwas wie einen Sinn. Wie vieles war allein in meiner Familie geschehen, seit Retos Existenz uns zur Stellungnahme zwang! Wie viele an unserer Straße hatten begonnen, Anteilnahme an Retos Schicksal zu zeigen. Menschen, die vor Monaten noch knallharte moralische Werturteile gefällt, sich voller Angst vor Ansteckung abgewandt hatten, begannen sich zögernd den Seilers zuzuwenden. Wenigstens einige Menschen aus unserer kalten, bürokratischen und gefühlsarmen Welt wurden durch Aids gezwungen, sich auf ihre Menschlichkeit zu besinnen. Auch die Beziehung zwischen Mann und Frau musste neu überdacht werden, das Wort Treue bekam wieder Gewicht.

Ich weiß noch, wie ich an diesem kalten Novembertag zur Straßenbahninsel schritt und spürte, wie der Glaube und die

Hoffnung an die Menschen in mir wuchsen. Das Sterben all der Aidskranken auf dieser Welt schien mir wie ein Schrei, der nicht überhört werden konnte. Selbst wenn jeder einzelne Sterbende nur ein paar wenige Mitmenschen zum Überdenken ihres eigenen Lebens zwang, war sein Tod nicht vergeblich gewesen.

Ich schaute zur Uniklinik hoch und wusste, dass Reto bald dort hinter einem der Fenster liegen würde.

Und ich schwor mir, dass sein Sterben nicht sinnlos sein sollte. Retos Licht würde nicht erlöschen. Ich, Daniela Bach, würde einen Schimmer davon weitertragen.

Im Dezember war unser erster theoretischer Ausbildungsblock an der Schwesternschule beendet und wir wurden in die verschiedenen Krankenhausabteilungen verteilt. Ich hatte Glück, kam in ein junges, fröhliches Team, dem ich schon in der ersten Woche von Retos Krankheit erzählte. Schwester Dora horchte auf.

– Ich habe ein ganzes Jahr lang auf der Abteilung für Aidskranke gearbeitet, erzählte sie. – Danach musste ich allerdings wechseln. Die Arbeit belastete mich seeelisch zu sehr. Ich kann mir aber vorstellen, dass ich später wieder dorthin zurückkehren werde.

Dora fragte mich nun, wann immer ich mit ihr zusammen Dienst hatte, nach Reto. Nach und nach erfuhr sie von mir mehr, als ich je andern erzählt hatte. Ihre Anteilnahme tat mir wohl und ich war froh, unter meinen Kolleginnen so viel Zuspruch und Unterstützung finden zu können.

Retos größter Wunsch war, nochmals einen Jahreswechsel, einen Silvester erleben zu dürfen. Und zwar zu Hause, nicht im Krankenhaus.

– Weißt du noch?, fragte er mich mit schwacher Stimme. – Unser letzter Silvester? Fast hätten wir zusammen geschlafen, Daniela! Und nun werden wir dies nie mehr tun können.

Ich strich ihm zärtlich übers Haar und rieb meine Wange an der seinen.

– Kommt's drauf an?, meinte ich. – Ob wir nun zusammen geschlafen haben oder nicht: Wir sind uns so nah, wie sich zwei Menschen nur sein können. Ist das nicht viel?

Eine Krankenschwester der Spitex (spitalexterne Krankenpflege) kam nun täglich vorbei und ging Frau Seiler bei der Pflege zur Hand. Oft versagten Retos Beine den Dienst. Er musste dann im Bett oder Rollstuhl sitzend gewaschen und gepflegt werden.

– Aber er ist daheim!, sagte Frau Seiler immer wieder. – So lange es irgendwie geht, bleibt Reto zu Hause!

Nachbarn gingen für sie einkaufen. Kinder brachten weihnachtlichen Schmuck und befestigten Tannenreisig an der Haustür. Ein Arzt schaute oft vorbei und verschrieb Medikamente oder gab Reto bei allzu starken Schmerzen eine Spritze.

Wann immer ich Zeit hatte, ging ich zu Reto und setzte mich zu ihm ans Bett. Manchmal schlief er ein und ich begann still von seinem geliebten Gesicht Abschied zu nehmen. Ganz, ganz langsam begriff ich, was der Aidspfarrer gemeint hatte. Es war gut, Reto noch alles Erdenkliche zuliebe tun zu können. Es war für uns wichtig, nochmals über dieses oder jenes zu sprechen. Selbst wenn Reto zu erschöpft war, um zu reden, floss zwischen uns ein unsichtbarer, unhörbarer Strom, eine Energie, die uns verband.

Reto, das spürte ich jedes Mal, wenn ich ihn besuchte, hatte sich in sein Sterben ergeben, aber nicht mit der depressiven Resignation wie im Sommer, sondern mit einem inneren Frieden, einem Akzeptieren seines Schicksals. Das mag auch mit ein Grund gewesen sein, dass er sich gegen eine erneute AZT-Therapie wehrte. Er machte es uns leicht. Nie klagte er. Und keiner brauchte vor ihm ein Theater abzuziehen, sich zu verstellen.

– So war er immer, sagte mir Frau Seiler einmal, als wir in der Küche zusammensaßen. – Weißt du, er kam als Frühgeburt zur Welt und musste noch lange im Krankenhaus bleiben, als ich längst zu Hause war. Ach, ein Sorgenkind war er eigentlich seit seiner Geburt. Und andrerseits hat er uns sehr viel Lebensfreude ins Haus gebracht.

Gedankenverloren schaute Frau Seiler vor sich hin.

– Ob wir sein Leben erzwungen haben? Wird er uns nun bereits genommen, weil wir versucht haben, dem Schicksal ein Schnippchen zu schlagen? Ohne Brutkasten hätte der Kleine damals nicht überlebt. Und später war er anfällig für jede Krankheit, jeder Windhauch wehte ihn um. Überall war er der Kleinste, Schwächste, Zarteste. Vielleicht, Daniela, hätten wir es akzeptieren müssen, als er bereits als Säugling zu sterben drohte.

Herr Seiler, der zuhörte, hob den Kopf.

– Nie und nimmer!, sagte er bestimmt. – Reto lebte sein Leben mit allen Höhen und Tiefen. Selbst jetzt kann er sich ganz intensiv freuen über irgendeine Kleinigkeit. Er hatte Freunde und Feinde, fiel auf die Nase und stand aber auch immer wieder auf, er war intelligent und interessiert, bis er in die verdammte Drogenszene rutschte. Nein, Margreth, unser Reto lebte gern! Und wir haben ihm viel Gutes und viel Schönes zu verdanken!

Urs, der in einer Ecke auf einem Küchenstuhl hockte, sagte leise:

– Ihr redet über ihn, als wäre er bereits tot!

Und dann liefen Tränen über sein Gesicht und er brauchte sie nicht verschämt zu verbergen.

Retos Wunsch ging in Erfüllung. Weihnachten und Neujahr durfte er daheim, am Apfelblütenweg, erleben. Seilers Haustür stand stets offen. Besucher lösten einander ab. Neben Retos Bett türmten sich Geschenke, die er selbst gar nicht mehr auspacken mochte. Auch dafür fehlte ihm die Kraft. Geistig aber war er völlig klar. Wir waren dankbar dafür, dass er uns erkannte und verstand, wovon die Rede war. Bei vielen Aidskranken greift nämlich das Virus schließlich das Hirn noch an.

Wenn ich jetzt an diese Tage zurückdenke, habe ich das Gefühl, damals trotz Aids Festtage erlebt zu haben.

Reto, nun fixiert auf sein Haus und sein Bett, brauchte wenigstens keine beschämenden Erfahrungen mehr zu machen. Er musste nicht mehr erleben, dass jemand von unserer Straße die Tür vor ihm zuschlug oder dass Gäste in einem Restaurant von ihm wegrückten.

Er sah nur noch die Besucher an seinem Krankenbett und sie waren für ihn Freunde.

Im dünnen Winterlicht der Januarsonne eilte ich zur Uniklinik hoch. Mit Selbstverständlichkeit hatte Dora ihre Dienstzeit mit mir getauscht, damit ich meine Arbeit um 16 Uhr beenden und Reto rasch besuchen konnte. Eine Lungenentzündung hatte die Einweisung ins Krankenhaus notwendig gemacht. Nun war es so weit. Die Zeitbombe tickte. Weltweit schien sie zu ticken: Am Golf war Krieg ausgebrochen. Doch selbst diese Bedrohung vermochte mich nicht ganz zu erreichen. Reto blieb im Zentrum meiner Gedanken und Gefühle. Daneben hatte wohl auch gar nichts anderes mehr Platz.

Reto brauchte Sauerstoff und Infusionen, Katheter und Spritzen. Dies alles ließ sich am Apfelblütenweg trotz Hilfsbereitschaft von so vielen Seiten nicht mehr bewältigen.

Endstation? Lieber Gott, noch nicht jetzt!

Er lag allein in einem Zimmer, seine Eltern hatten dies gewünscht. Sie fürchteten, Mitpatienten könnten ihn stören. In dem Zustand aber, in dem ich ihn traf, war er sich wohl gar nicht mehr bewusst, wo er sich befand.

Seine Augen waren geschlossen. Trotz Sauerstoffzufuhr atmete er mühsam und röchelnd, kalter Schweiß bedeckte seine Haut. Immer wieder erschütterten Hustenanfälle den abgemagerten Körper. Dann riss er die Augen auf und quälte sich mit dem zähen Schleim in seiner Lunge. Aber er sah niemanden an, sein Blick war nirgendwohin gerichtet.

Rund um die Uhr löste sich jemand von der Familie ab, um an seinem Bett zu wachen. So war Reto nie allein und ich hoffte so sehr, er spürte dies.

Ich hatte auch damals schon viele Patienten sterben sehen und es hatte mich nie kalt gelassen, selbst wenn sie alt und krank waren.

Retos Sterben aber wühlte mich auf wie nichts zuvor. Obwohl ich mit dem Verstand einsehen musste, dass es für Reto bald eine Erlösung sein dürfte, seinen zerquälten Körper zu verlassen, betete ich stumm um zusätzliche Lebensstunden für ihn. Ich ertappte mich oft bei Stoßgebeten, bei kindischen Versprechen für den lieben Gott.

›Lieber Gott, wenn du Reto nochmals gesund machst, wenigstens für ein paar Wochen, verspreche ich dir, dass ich …‹, so in dieser Art.

Nach meinem ersten Besuch im Krankenhaus blieb ich im Flur stehen und klammerte mich ans Geländer. Eine Schwester kam zu mir.

– Schlimm, nicht wahr!, sagte sie leise. – Aber er erhält so viele starke Medikamente, dass er die Quälerei nicht bewusst mitkriegt.

Ich nickte. Verschwieg, dass ich mich als Schwesternschülerin selbst einigermaßen auskannte. Es tat so gut, sich mal trösten zu lassen.

– Kennen Sie ihn gut?

– Ich bin seine Freundin.

– Kommen Sie, sooft sie mögen!, forderte sie mich auf. – Eine so genannte Besuchszeit für Angehörige und Freunde kennen wir auf dieser Abteilung nicht.

– Danke!, murmelte ich.

Als ich mich wieder ein bisschen besser fühlte, taumelte ich aus der Klinik. Eine blasse Sonne versank allmählich hinter den Nebelschwaden. Trotz der kühlen Luft war mir, als könnte ich nach dem dumpfen, abgestandenen Krankenhausgeruch einen ersten Hauch von Frühling einatmen. Langsam schlenderte ich durch den Park und setzte mich schließlich zu einem alten Mann auf eine Bank. Erinnerte mich an jene Tage, als ich auch hier gesessen und auf Reto gewartet hatte. Ich hatte ihn oft zu Blutuntersuchungen begleitet. Nun war auch dies nicht mehr möglich. Damals hatte sein Sterben noch in weiter Ferne gelegen, nun war es nah.

– Meine Tochter hat ein Mädchen geboren!, sagte da der alte Mann mitten in meine Erinnerungen hinein.

– Ich habe sie soeben besucht. Haben Sie auch jemanden besucht?

– Ja, sagte ich und starrte dumpf vor mich hin. Ich mochte nicht reden, war unfähig, seine Freude zu teilen.

Auf dem Rasen vor mir stand eine Steinskulptur. Ich weiß nicht, wie lange ich sie angesehen hatte, ohne sie wirklich zu sehen. Plötzlich nahm ich sie wahr. Ich überlegte, was sie darstellen mochte.

– Sie heißt ›Harfe‹, sagte der Alte, der meinem Blick gefolgt war.

– Harfe?, fragte ich verwundert. – Eine Harfe aus Stein?

Ich stand auf, trat vor die Skulptur und berührte den kalten Granit. Tastete mit den Fingern den aus dem Stein geschlagenen spiralförmigen Linien nach. Lehnte schließlich den Kopf daran. Mir war, als höre ich ein Rauschen, Schwingen und Klingen. Vielleicht fehlt uns Menschen die Fähigkeit, hinter scheinbar Totem und Erstarrtem das Lebendige zu erspüren.

Es regnet. Seit Tagen plätschert, rinnt, strömt, tröpfelt, nieselt, trommelt Wasser vom Himmel.

– Er weint, unser Himmel weint!, sagt die alte Frau Morf, wie ich sie im Rollstuhl zum Fenster stoße und die Sicherung einklinke.

– Der liebe Gott straft die Menschen. Eine neue Sintflut wird kommen!

Ich lege ihr die Wolljacke um die Schultern, hole die Pantoffeln und stecke sie an ihre dürren, gelblichen Füße.

– Ja, ja, Sie sind noch jung, Schwester Daniela! Aber ich weiß es: Für unsere irdischen Sünden werden wir büßen müssen!

Bekräftigend wackelte sie mit ihrem Kopf. Ihre weißen Löckchen wippen.

– Brauchen Sie Ihre Brille?, frage ich. – Vielleicht können Sie ein bisschen lesen!

Doch Frau Morf möchte nicht lesen, sondern plaudern. Mir ihre Lebensweisheit weitergeben. Längst hat sie gemerkt, dass ich auf ihre religiösen Worte nicht recht eingehen mag.

Verstohlen schaue ich auf die Uhr. Gleich zwölf! Und ich möchte während der Mittagszeit Reto rasch besuchen! Kaum will ich mich aus dem Zimmer stehlen, ruft mich die alte Frau auch schon wieder zurück.

– Meine Jacke, sagt sie mit weinerlicher Stimme und deutet auf den Boden. Ich hebe sie hoch und lege sie ihr erneut um die Schultern, klemme sie zwischen Rücken und Rollstuhl fest, damit sie nicht rutschen kann. Herrgott, alte Menschen kosten manchmal Nerven! Und immer steigt dieselbe Wut in mir hoch: Weshalb bleiben sie mit ihren achtzig, neunzig Jahren, manchmal geistig völlig wirr, am Leben, während ein junger Mensch wie Reto so früh sterben muss?

Und nun erzählt Frau Morf auch bereits wieder vom Herrn Jesus, der sich für uns sündige Menschen ans Kreuz schlagen ließ.

Jäh erinnere ich mich an Lilians Worte. Mama und ich waren von einem kurzen Besuch bei Reto aufgewühlt nach Hause zurückgekehrt. Ungewöhnlich still hatte Lilian in ihrem Teller gestochert. Plötzlich legte sie Gabel und Messer beiseite und bettelte:

– Ich möchte auch nochmals zu Reto gehen. Alle, die ihn mögen, haben ihn schon besucht. Nur ich darf nicht!

›Nochmals‹ sagte sie, nochmals, bevor er stirbt ... Manchmal schossen brennende Schmerzflammen in mir hoch, die ich kaum ertragen konnte.

Papa strich Lilian übers Haar.

– Das ist wirklich nichts für dich!, sagte er. – Reto geht's so schlecht und er schläft ja meistens. Sein Anblick ist nichts für ein Kind!

– Markus durfte ihn auch besuchen!, jammerte Lilian. – Und ich bin schließlich bald zwölf!

– ... bald zwölf!, spottete Markus. – In vier Monaten bist du zwölf! Und Papa hat Recht: Schon mir wurde es beinahe übel in Retos Zimmer.

Und da sagte Lilian das mit dem Kreuz. Dass Retos Tod ein Opfer sei. Vergleichbar mit Christus, der uns Menschen auch erst mit seinem Leiden aufrütteln konnte.

Ehrlich, wir schauten einander alle betroffen an. In unserm Haus wurde selten über Gott gesprochen und in die Kirche gingen wir eigentlich nur zu Beerdigungen oder Hochzeitsfeiern. Keiner wusste so recht, was er Lilian antworten sollte.

– Wo hast du denn das her?, fragte Papa schließlich.

Lilian erzählte vom Religionsunterricht in der Schule. Dass der Pfarrer gesagt habe, Menschen würden nur durch schlimme Dinge aufgerüttelt.

Ganz schön in Fahrt kam die Kleine. Hielt uns mitten am Tag eine Predigt und merkte es nicht einmal. Selbst Markus vergaß seinen üblichen Spott. Mama meinte dann nachdenklich:

– Vielleicht ist's wahr, das mit dem Opfer, welches Kranke für uns bringen. Es gäbe ihrem Leiden einen Sinn, wenn wir Gesunde uns dadurch wenigstens ein bisschen auf das Wesentliche besinnen würden.

– Fragt sich nur, was wesentlich ist!, seufzte Markus.

Und Lilian, an diesem Tag offensichtlich vom Heiligen Geist und philosophischer Weisheit übergossen, murmelte:

– Vermutlich für jeden etwas anderes.

Rasch sammle ich in den Krankenzimmern die Esstabletts

ein und schiebe sie in den Container, der jeweils aus der Küche kommt. Schwester Anita hat sich über die Krankenblätter geneigt und schaut hoch, wie ich an ihr vorbeiflitze.

– Schon wieder am Gehen?, fragt sie giftig. – Hast du die Esstabletts geholt? Ich nicke, beiße die Zähne zusammen. Ständig mäkelt sie an mir herum. Was ich auch tue: Es ist falsch. Und selbst wenn ich Überzeit machte, ist's noch zu früh, wenn ich dann gehe.

Im Umkleideraum schlüpfe ich in meinen grünen Pulli und den karierten Schottenjupe: Retos Lieblingskleider.

– Grün ist deine Farbe!, hat er einmal gemeint. Aber das ist lange her.

Und dann mit der Straßenbahn zur Uniklinik fahren, noch von der Haltestelle aus die Fensterfront überfliegen, Retos Zimmer suchen. Fahrstuhl. Flur. Zimmer. Tür. In den letzten beiden Wochen hat sich mir immer dasselbe Bild geboten. Mit Herzklopfen trete ich ins Zimmer. Ein erster banger Blick zum Bett, dann schaute ich, wer von der Familie noch hier ist. Heute sitzt Herr Seiler auf dem Besucherstuhl.

Immer noch das Zischen von Sauerstoff, Retos röchelnde Atemzüge.

– Grüß dich!, sagt Herr Seiler leise. – Er hat vorhin mal kurz die Augen geöffnet!

Zaghaft trete ich zum Bett. Versuche, sachlich die Funktion der verschiedenen Apparaturen zu überprüfen. Aber an Retos Bett kann ich nicht sachlich bleiben. Geht es heute nicht doch ein winziges bisschen besser? Besser als gestern, vorgestern? Ich bettle um Tage, um Stunden, um Lebenszeit. Bitte, wenigstens noch ein paar Tage lebenswerte Lebenszeit!

Da schlägt Reto die Augen auf. Ziellos gleitet sein Blick durchs Zimmer, kehrt zurück, bleibt an mir hängen. Ein kaum merkliches Lächeln huscht über sein Gesicht.

Und dann sagt er: – Nela!

Nur dieses eine Wort. Für mich ein Himmelreich.

Herr Seiler tritt auch ans Bett und neigt sich über Reto.

– Papa!, flüstert er.

Wir schauen uns über Reto hinweg an, als hätten wir ein wunderbares Geschenk erhalten. Auch in Herr Seilers Augen leuchtet ein Hoffnungsschimmer.

Gestern erst hatte der Arzt den Kopf geschüttelt.

– Er spricht auf die Infusionen gar nicht mehr an, hatte er auf unsere drängenden Fragen zögernd gemeint.

Wir wussten, was er sagen wollte.

Und heute redet Reto und schaut uns an!

Fast hüpfend eile ich später zur Arbeit zurück. Er kommt davon! Er schafft's! Ich will es glauben! Ich will es hoffen!

Schwester Anita empfängt mich barsch. – Herr Kern ist gestorben. Zimmer zwölf!, sagt sie in einem Ton, als hätte ich seinen Tod verursacht.

Herr Kern war achtundachtzig und halbseitig gelähmt. Mir ist's, als hätte Gott meine Stoßgebete erhört: Herr Kern stirbt, dafür wird Reto weiterleben. Der Tod hat sich ein anderes Opfer geholt.

Wann immer das Telefon klingelte, im Schwesternhaus, am Apfelblütenweg, auf der Station – mein Herz krampfte sich jedes Mal schmerzhaft zusammen und die Kehle wurde mir eng. Noch heute erschrecke ich, wenn es läutet.

Zwei, drei Wochen schwebte Reto zwischen Leben und Tod. Tagelang war er unansprechbar, dann wieder erkannte er uns und sprach sogar ein paar Worte. Aber auch dann dämpften die Ärzte unsere Hoffnung.

Einmal traf ich den Aidspfarrer im Flur. Er nahm mich

beim Arm und zog mich ins Besucherzimmer, sah mich forschend an.

– Wie geht's?, fragte er endlich. Und hinter seiner Frage spürte ich echte Anteilnahme.

– Meist ziemlich verschissen, sagte ich wahrheitsgetreu. – Und dann, zwischendurch, doch auch wieder irgendwie gut. Ich kann's nicht erklären. Vielleicht einfach das Wissen: Ich bin gesund. Und ich weiß, was ich will.

– Was willst du denn?

– Alles, was ich in den vergangenen Jahren erlebt habe, muss ich weitergeben. Retos kurzes Leben soll nicht sinnlos sein und verlöschen, als hätte es ihn nie gegeben. Ich will an vorderster Front gegen Aids kämpfen.

– Nun, den ersten Schritt dazu hast du ja bereits gemacht: Du lernst Krankenschwester. Da werden sich viele Einsatzmöglichkeiten bieten, wo du helfen und kämpfen kannst!, meinte der Pfarrer.

– ... und Retos unvollendetes Leben möchte ich fertig leben ..., murmelte ich vor mich hin.

– Oh, täusch dich da nicht, Daniela. Retos Leben ist vermutlich ebenso vollendet wie dasjenige eines Neunzigjährigen. Es dürfte nicht auf die Anzahl der gelebten Jahre ankommen, ob ein Leben sinnvoll oder sinnlos ist, sagte der Pfarrer.

– Mag sein. Hoffen wir es!, seufzte ich. Und gestand dann: – Wenn ich daran denke, dass vielleicht in den nächsten Monaten ein wirksames Medikament oder ein Impfstoff gefunden wird und für Reto ist's zu spät ... das macht mich so wütend!

Der Aidspfarrer redete auch dieses Mal nicht von Gott. Das brauchte er auch gar nicht. So, wie er für Menschen in Not da war, so, wie er sich mit all seiner Kraft einsetzte, so, wie er offen und vorurteilslos auf die Aidskranken zuging, verkörperte er für mich die christliche Lehre verständlicher als ein religiöser Prediger.

Als eigentlich niemand mehr zu hoffen wagte, als es fast schmerzte, Retos zum Skelett abgemagertern Körper auch nur anzusehen, als wir dachten: Irgendwann erwacht er nicht mehr – da schien die ganze Flut von Medikamenten den Kampf gegen das Virus nochmals aufzunehmen. Langsam trat eine spürbare Besserung von Retos Zustand ein. Zuerst nahmen nur seine Augen Anteil am Geschehen ringsum. Dann drehte er den Kopf zur Tür, wenn jemand eintrat. Und schließlich bat er sogar, im Bett hochgestellt zu werden, damit er alles besser sehen konnte. Eines Tages schickte er energisch seine Mutter nach Hause:

– Du siehst ja bald schlechter aus als ich!

Und als ich einmal an seinem Bett saß, verlangte er sogar eine heiße Suppe.

– Bloß diese wässrige Nährlösung!, sagte er und deutete auf die Infusion. – Denkt ihr, da werde ich satt davon! Kein Wunder, bin ich so mager!

Ich stürzte in die Abteilungsküche und bekam von einer Schwester eine Tüte mit Spargelcremesuppe. Wenig später brachte ich ihm eine Tasse mit dampfend heißer Suppe ins Zimmer zurück.

Wie ein kleines Kind fütterte ich ihn. Seine Hände zitterten so stark, dass er den Löffel nicht selbst zum Mund führen konnte.

Nun durfte auch Lilian einmal mit mir zu Reto kommen. Seit Wochen hatte sie ihn nicht mehr gesehen. Umso größer war wohl ihr Schock, als sie vor seinem Bett stand. Bereits nach fünf Minuten warf sie mir flehentliche Blicke zu. Und allmählich färbte sich ihr rosiges Gesicht weiß.

– Mensch, Daniela!, japste sie auf dem Flur und riss einen Fensterflügel auf. – Nichts wie weg hier! Wie kannst du nur Krankenschwester werden. Und Reto sieht furchtbar aus, wie der Tod! Ihr habt doch gesagt, es gehe ihm besser! Ich begleitete sie zur Bushaltestelle und sie sog die abgasverpestete Luft wie Parfüm durch die Nase. Dann meinte sie ein bisschen verlegen:

– Nicht schimpfen, Schwesterherz. Ich mein's nicht böse. Aber ein Krankenhaus ist wirklich etwas Scheußliches! Ich bin wohl eine echte Versagerin, dass ich nicht einmal ein Krankenbesüchlein schaffe!

– Halb so schlimm, du Schwachkopf, sagte ich gelassen.

– Jetzt gibst du wenigstens mal Ruhe mit deinem Gestürm von wegen Reto besuchen!

Ich sah dem Bus nach, der Lilian nach Hause fuhr, und kehrte dann zu Reto zurück.

– Reich mir mal einen Spiegel, bitte!, bat Reto sogleich. – Ich sehe offenbar fürchterlich aus. Die arme Lilian sank ja fast bewusstlos zusammen, als sie mich erblickte.

– Doch nicht deinetwegen!, schwindelte ich. – Viele ertragen die Luft im Krankenhaus nicht. Markus wird's auch übel davon.

Ich wühlte in seinem Schrank herum und tat, als ob ich nach einem Spiegel suchen würde.

– Nichts zu machen! Da ist kein Spiegel, sagte ich dann. – Du wirst dich in meinen grauen Augen spiegeln müssen, wenn du dich sehen willst!

Sein eigener Anblick hätte ihn wohl zu sehr erschreckt. Ich setzte mich zu ihm und neigte mich über seine Augen und wir sahen uns an. Und es war gut zwischen uns, ganz gut.

Eines Tages saß Reto im Rollstuhl am Fenster, als ich ins Zimmer trat. Ein Bild des Jammerns – und für mich doch ein Bild des Glücks! Der Morgenrock schlotterte um seine eckigen Schultern, ruhelos flatterten die dünnen Arme in seinem Schoß. Die Schwestern hatten mit Wasserring und Kissen Lehne und Sitz gepolstert. Dennoch verzog Reto bei jeder Bewegung von Schmerz gequält das Gesicht. Als er mich nahen hörte, drehte er mir den Kopf zu.

– Ich hab's geschafft, Daniela!, meinte er stolz. – Schau, ich sitze! Wenn's so weitergeht, kann ich vielleicht sogar nochmals nach Hause! Der Chefarzt hat gesagt, dass es Aidskranke gebe, die mehrere Lungenentzündungen durchmachen und sich jeweils wieder erholen. Nela, es sieht aus, als ob ich euch noch eine Weile erhalten bleiben würde!

Retos Augen leuchteten. Ich küsste seine Stirn und presste seinen Kopf an mich. Tränen standen mir zuvorderst.

– O. k., versuchte ich zu lachen, – werden wir uns halt noch ein wenig mit dir abfinden müssen!

Ich setzte mich neben ihn. Hand in Hand schauten wir aus dem Fenster. Da sah ich die Steinharfe.

– Weißt du, wie jene Steinskulptur heißt?, fragte ich Reto. Er schüttelte den Kopf.

– Harfe! Findest du das nicht seltsam, eine Harfe aus Stein! Und lach mich nicht aus, doch als ich neben ihr stand, glaubte ich, Harfenklänge zu hören!

Reto lehnte müde den Kopf zurück.

– Ich lache dich nicht aus, Daniela, sagte er ernst. – In den Muscheln meinen wir auch, Meeresrauschen zu hören. Nichts ist wirklich tot. Es verändert sich nur alles, nimmt eine andere Form an. Denk später daran!

– Noch nicht jetzt, flüsterte ich. – Reto, uns ist noch ein wenig Zeit geschenkt worden!

Die Äste vor dem Fenster waren voller Knospen und Vögel flogen hin und her. Im Park blühten bereits die ersten Forsythiasträucher und in den Beeten standen knallrote Tulpen. Büschel von Primeln leuchteten aus dem Gras. Ich staunte aus dem Fenster und hatte das Gefühl, als sehe ich alles zum ersten Mal.

Erst als Mama auf Zehenspitzen das Krankenzimmer betrat, merkte ich, dass Reto in seinem Stuhl eingeschlafen war. Ich klingelte der Schwester. Zu dritt hoben wir ihn behutsam ins Bett zurück. Mama stellte einen Zweig in ein Glas Wasser.

– Von unserm Apfelbaum, sagte sie. – Wart's ab, Reto, in ein paar Tagen wird er blühen!

Sie wandte sich an mich.

– Ich nehme mir unten am Automaten einen Kaffee. Kommst du auch, Daniela? Herr Seiler wird nächstens auftauchen und ich glaube, Reto ist zu müde für so viel Besuch.

– Ich bleibe noch, bis Herr Seiler kommt, Mama, sagte ich. – Wart bitte auf mich. Ich werde gerne noch eine Tasse Kaffee trinken.

Still blieb ich neben Reto sitzen. Schaute den Zweig von unserm Apfelbaum an und fragte mich, ob Reto nochmals nach Hause können wird. Als Herr Seiler kam, stand ich auf und verabschiedete mich.

Mama hantierte am Kaffeeautomaten. Sie musste mich an meinem Schritt erkannt haben, denn sie fragte, ohne sich umzuwenden:

– Willst du einen Espresso oder einen Milchkaffee?

– Espresso!, bat ich.

Mama trug die beiden Tässchen zu einem Tisch.

– Wo übernachtest du heute?, wollte sie wissen.

– Daheim!

Seit Reto im Krankenhaus lag, ging ich meistens nach Hause. Ich brauchte meine Familie rings um mich.

– Dann lass uns bald gehen!, sagte Mama. – Papa wartet sicher auf uns.

– O Mama!, lachte ich. – Papa wird's überleben, wenn wir mal nicht pünktlich sind! Wer weiß, vielleicht bereitet er sogar das Nachtessen zu!

– Langsam, langsam, Daniela!, sagte Mama. – Wir wollen mal nicht übertreiben! Papa hat in den letzten Monaten gewaltig hinzugelernt!

Prüfend sah sie mich an.

– Reto hat's nochmals geschafft, Nela, meinte sie nachdenklich. – Nochmals. Aber einmal wird er's nicht mehr schaffen. Es ist sinnlos, wenn wir uns nun etwas vormachen.

– Ich weiß, sagte ich. Ich weiß.

Als wir später zur Haltestelle schritten, griff ein fast warmer Windstoß in unsere Mäntel und blähte sie zu Ballonen auf. Am Himmel flogen ballige Wolken, während sich im Westen der Himmel bereits wieder kupferrot verfärbte.

– Dieses Wetter!, sagte Mama und legte den Kopf in den Nacken. – Alles gleichzeitig! Dunkle Wolken, Wind, laue Lüfte und Sonnenstrahlen. Wie im Leben, Daniela: Von allem ist etwas darin enthalten!

Mein Dank gilt allen Kranken, Ärzten, Krankenschwestern und Sozialarbeitern, die sich Zeit genommen haben, meine unzähligen Fragen zu beantworten, insbesondere:

Roger Staub, kantonaler Delegierter für Aidsfragen

Markus Oertli von der Aidshilfe, Zürich

Heiko Sobel, Aidspfarrer, Zürich

Caroline Gerber-Werth, Krankenschwester AKP, Referentin bei Veranstaltungen und Seminarien zum Thema »Pflege von Aidspatienten«. Trotz ihres eigenen enormen Arbeitspensums hat sie das ganze Manuskript sorgfältig gelesen.

Die Erzählung ist frei erfunden. Übereinstimmungen mit der Wirklichkeit sind zufällig.

Maja Gerber-Hess

Nachwort für die Taschenbuchausgabe

Bald sind zehn Jahre vergangen, seit ich das vorliegende Buch, einen der ersten Jugendromane mit dieser Thematik, geschrieben habe. Ich siedelte meine Romanfamilie in Zürich an, sodass vielen Lesern einige Begrieffe vielleicht fremd vorkommen dürften. Doch ich glaube, Familien wie die beschriebene Familie Bach gab es Ende der 80er Jahre auch in anderen Städten und Ländern. Das Wort Aids löste Entsetzen, Angst und Hoffnungslosigkeit aus, wo immer man auch lebte.

Ich erinnere mich, dass ich bei Recherchearbeiten für dieses Buch, in Gesprächen mit Ärzten, Krankenschwestern, Therapeuten und einem Aids-Pfarrer, vor allem aber mit Kranken und Betroffenen, gehofft habe, das Schreiben über Aids würde sich vielleicht erübrigen, weil man die Krankheit würde stoppen können, einen Impfstoff entdecken würde. Ein Serum oder Medikamente zur Heilung von Aids wurden jedoch noch immer nicht entwickelt. Das HIV-Virus ist noch nicht besiegt!

Heute lassen sich Ausbruch und Verlauf der Krankheit mit einer Kombination stärkster Medikamente, der so genannten Tripeltherapie, zwar hinauszögern; diese Medikamentation ist aber nicht nur mit massiven Nebenwirkungen gekoppelt, sie ist auch derart teuer, dass Infizierte in den Ländern Asiens und Afrikas, wo diese Therapieform am dringendsten benötigt wird, keinen Zugang zu ihr haben.

Trotz aller Aufklärungsarbeit, trotz Prävention, hat sich Aids während der letzten Jahre enorm ausgebreitet. Die

UNO-Organisation zur Bekämpfung der Immunschwächekrankheit (UNAIDS) teilte kürzlich mit, dass weltweit täglich bis zu 16 000 neue Ansteckungen stattfinden. Davon fallen die Hälfte auf Menschen zwischen dem 10. und dem 24. Lebensjahr. Jede Minute stecken sich fünf Jugendliche mit dem Aidsvirus an!

»Reto« bleibt deshalb auf traurige Weise aktuell. Wir alle haben uns weiterhin mit Aids auseinander zu setzen, müssen lernen, Verantwortung für unser eigenes Leben zu übernehmen, uns selber und andere vor dem Virus zu schützen. Die wichtigste Aussage meines Buches bleibt deshalb bestehen: »Aids ist kein Schicksal mehr! Man kann sich davor schützen!«

Was sich seit dem Erscheinen der Hardcover-Ausgabe jedoch erfreulich veränderte, ist die Toleranz gegenüber Betroffenen. Nur wenige verhalten sich noch so brüskierend und verletzend – in jener Zeit realistisch – wie ich es im Roman geschildert habe. Trotz allen medizinischen Wissens lässt sich jedoch die Angst vor Ansteckung im alltäglichen Kontakt mit Infizierten nicht ganz aus unserer Gefühlswelt verbannen.

Die Ansteckungsgefahr beim Benutzen verseuchter Injektionsnadeln ist nach wie vor akut, auch wenn mittlerweile einzelne Drogenszenen (in Zürich der Platzsitz, später der Bahnhof Letten) aufgelöst werden konnten. Die Aidshilfe hat aber auch in diesem Sektor ihr Netz weltweit ausgebaut. Nicht nur Erwachsene, auch Jugendliche finden in jeder größeren Stadt Anlaufstellen, um sich beraten und helfen zu lassen.

Mit »Reto, HIV-positiv« möchte ich keine Angst wecken, sondern meine Leserinnen und Leser anregen, sich Gedanken über Aids zu machen, sich zu beobachten und zu hinterfragen: Wie schütze ich mich vor einer Ansteckung? Wie verhalte ich mich gegenüber Betroffenen? Kann ich vielleicht sogar irgendwo helfen, wo meine Hilfe benötigt wird?

Liebe Leserin und lieber Leser, ich wünsche euch, dass ihr nie selber von einer Ansteckung betroffen sein werdet, dass ihr aber jenen, die betroffen sind, mit Einfühlungsvermögen und Hilfsbereitschaft begegnen könnt.

Zürich, im Oktober 1998

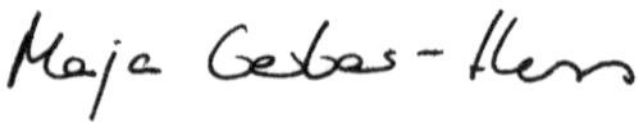